安徽省高等学校省级质量工程项目（助产专业综合改革试点）成果

产妇保健与新生儿护理

王玉蓉　编

河南科学技术出版社

·郑州·

图书在版编目（CIP）数据

产妇保健与新生儿护理/王玉荣编 . —郑州：河南科学技术出版社，2016.4（2023.3重印）

ISBN 978-7-5349-8229-3

Ⅰ.①产…　Ⅱ.①王…　Ⅲ.①产妇-妇幼保健 ②新生儿-护理　Ⅳ.①R714

中国版本图书馆 CIP 数据核字（2016）第 146273 号

出版发行：河南科学技术出版社
地址：郑州市郑东新区祥盛街 27 号　　邮编：450016
电话：（0371）65737028　65788613
网址：www.hnstp.cn
策划编辑：马晓薇
责任编辑：马晓薇
责任校对：柯　姣
封面设计：张　磊
版式设计：侯俊梅
责任印制：朱　飞
印　　刷：三河市同力彩印有限公司
经　　销：全国新华书店
开　　本：720 mm×1020 mm　1/16　印张：7.5　字数：110 千字
版　　次：2023 年 3 月第 2 次印刷
定　　价：78.00 元

如发现印、装质量问题，影响阅读，请与出版社联系并调换。

前　言

"月子"，医学上指产褥期，是从分娩结束到产妇身体恢复至孕前状态的一段时间，一般为 6 周。"月子护理"包括产褥期妇女保健与新生儿护理两部分。

随着现代年轻父母经济水平、文化层次的提高以及保健意识的增强，他们对孕产妇、婴儿的健康愈加重视，对"月子护理"已经不满足于简单的物质供应、传统的生理呵护，而是趋向于更科学、更规范的专业化护理。

目前，能较专业地从事"月子护理"的人员主要有：①"月子护士"。是专为孕、产妇提供护理保健的专业护士，她们的主要工作内容是孕产妇及新生儿的护理及保健。从事专业月护的员工均毕业于正规的医护院校，有一定的临床护理经验及能力。专业化的临床护理，使孕、产妇在产前、产时、产后，从心理到生理上得到全面的呵护，以此保证胎儿顺利分娩，并指导分娩后的产妇运用科学的方法顺利度过产褥期和哺育新生儿。②月嫂。是护理产妇与新生儿的高级家政人员。她们不仅要做好新生儿与产妇的安全保健，有的还要料理一个家庭的生活起居。市场上从事月嫂工作的一般都是一些非从事卫生类工作的女性。她们多经相关家政公司短期培训，考试合格取得全国通用的劳动部职业资格证书后上岗。此外，能参与月子期间母婴护理的还有持劳动部妇幼保健员、育婴员和催奶师职业资格证书的相关人员。

产褥期妇女和新生儿有其特殊的生理特点，为了促进母儿的健康，产褥期母儿护理保健在我国一直得到国家卫计委和每个家庭的高度重视，相关专业教材和护理实用指导书籍也较多，但也存在一些问题，例如：①目前涉及母儿护理保健的妇产科护理学、助产学等专业教材由于篇幅限制，产褥期母儿护理知识内容较少，不能满足护理、助产专业学生将来到临床一线进行专业咨询和指导的需求。②随着月子护理理念被广为接受，人才劳动力市场上月嫂需求量明显增加，参加月嫂培训、提供家庭月子护理的人员也在增加，而这些人员往往是一些失业或退休的女性群体，如何指导这些未经过专业教育的女性能比较专业地做好产褥期护理，也是需要不断地摸索和总结的问题。目前月嫂培训教材和很多月子护理相关书籍，或缺少女性正常解剖、生理知识和正常妊娠、分娩知识的介绍，使本来就缺乏医学知识的月嫂、月子护理人员和产妇在阅读、学习过程中难以理解部分护理知识；或缺少现在年轻父母比较关注的饮食营养、体形恢复、心理健康指导和早期亲子互动知识，教学中需要补充很多内容，学习起来觉得知识不够用；或列出一些月子护理中常见的问题给予解答，缺乏比较系统的专业理论支持。而且由于社会需求的变化和专业理论技术的发展，月子护理内容也需要有相应的变化，使其更具有科学性和实践性。

本书考虑到目前护理、助产专业学生临床工作需要，以及月嫂服务及家庭月子护理对产褥期产妇保健知识和新生儿护理知识的需求，参考了新版医学《妇产科学》《妇产科护理学》《助产学》和《母婴保健》教材的相关知识点，参考了国家劳动部月嫂培训要求，结合月子护理中存在的实际问题编写。力求将产褥期母婴护理保健理论知识和月子护理实际应用技能融合起来，以期增加其科学性和实用性，为新妈妈与新生儿提供更专业的护理保健指导。

该书分产妇保健和新生儿护理两部分。产妇保健部分，考虑到产褥期妇女的身心变化特点与产妇生殖系统解剖和生理及产妇妊娠、分娩期身心特点的相互联系，简要介绍了女性生殖系统解剖与生理、女性妊娠期与分娩期的身心特点及护理要点，在此基础上，重点介绍了产褥期妇女护理保健的理论知识和实践技能。新生儿护理部分，在简要介绍新生儿生理特点的基础上，重点介绍新生儿日常护理、新生儿疾病的预防和护理以及新生儿意外伤害防范与紧急处理。为了增加该书的实用性，书中增加了哺乳产妇营养与膳食，产妇体形锻炼、心理调适和早期亲子互动等知识点。

由于该书是对医学生母婴护理保健知识的补充，同时面向非专业从事卫生类工作的女性（包括月嫂、参与家庭月子护理人员和一些年轻的父母），编写时偏重实用性，基础知识介绍以够用为度，文字在专业化基础上力求通俗易懂。由于编写时间紧迫和编者视野的局限，书中可能有错误和不当之处，欢迎读者批评指正。

该书在成稿过程中得到了安徽省助产专业综合改革项目组成员，特别是安徽医科大学附属巢湖医院陈海云老师、合肥市第八人民医院吴健春主任和巢湖市妇幼保健计划生育服务中心王志红科长以及巢湖学院艺术学院张磊副教授、合肥职业技术学院芮芳、何伯红老师等相关专家的大力支持，在此一并表示感谢。

王玉蓉

2016 年 4 月 8 日

目　录

产妇保健篇

新生儿护理篇

绪 论

一、月子护理发展现状

"坐月子"是中国特有的一种传统习俗。自古月子护理多由产妇的亲人来料理，形成传统的家庭护理模式，这种传统的家庭护理模式中负责照顾产妇和新生儿的多是产妇的婆婆或母亲，因为有亲情的存在，她们的照顾往往无微不至，产妇有较强的安全感。但如果双方老人身体不好或文化程度较低，也会影响月子护理的质量。

随着社会环境、家庭结构的变化，现在的年轻夫妇很少与自己的父母住在一起，使老人照顾产妇和孩子产生不便。而且随着年轻夫妇文化层次的提高，他们的保健意识也逐渐增强，希望产后母婴能得到较为专业的护理，以保证月子期间母婴身心的健康，因此月子护理服务应运而生。目前，月子护理服务形式主要有月嫂护理模式和月子中心护理模式。

在一些中小型城市以月嫂护理模式为主，月嫂是经过专门培训的，不仅能24小时照顾母婴，还能教产妇一些自我护理保健知识和育婴常识。比老人照顾更为科学专业，身体也更健康。而且产妇可以根据自己的情况选择合适的月嫂，便于相互之间沟通和交流。月嫂护理模式收费相对于月子中心护理模式较低，可以被一般工薪阶层所接受。

月子中心护理模式最早出现在美国，距今已有几十年时间，后来传入港台地区，近几年才传入内地的沿海和大型城市。相对其他两种护理模式，月子中心护理模式更科学而且专业。每天有妇产科、儿科医师查房，及时发现产妇和新生儿的疾病隐患，提供医疗保健咨询。产妇在月子中心有更多时间来享受与宝宝相处的乐趣，学习养育宝宝的知识，进行产后锻炼，而且在饮食、生理、精神等各方面都得到专业的护理，使产妇能够在最短的时间里恢复最佳状态，及时投入工作。由于产妇还能常与专业人员交流沟通，能有效避免产妇在坐月子期间的情绪烦躁和产后抑郁症的发生。此种护理模式收费相对比较高。

二、月子护理的目的与内容

月子护理的目的是运用母婴护理专业知识，使孕产妇在产后从心理到生理上得到全面的呵护，并指导产妇运用科学的方法健康度过产褥期和哺育新生儿。

月子护理的主要内容包括产妇保健和新生儿护理。

1. 产妇保健 包括产妇的生活照顾，如营养膳食搭配、营养餐制作、搞好环境卫生等；产妇的专业护理，如产褥期日常观察与护理，指导产妇母乳喂养、心理调适和进行产褥期疾病的预防与护理等；产妇的健康指导，如协助产妇做产褥期保健操、做好乳房保健等。

2. 新生儿护理 包括新生儿生活护理，如指导洗澡、穿衣、换尿布等；新生儿专业护理，如新生儿抚触，新生儿体温测量、大小便观察，口腔、脐部护理，黄疸、红臀、发热、腹泻、便秘、啼哭的观察及护理；新生儿潜能的开发，如新生儿被动操等。

三、月子护理人员的素质要求

月子护理的对象主要是体质较差的产妇与新生儿，在月子护理过程中不仅要对产妇和新生儿进行身体护理，还要对产妇和新生儿进行心理护理，而且由于月子护理在国内还不够成熟，还有一个不断发展和完善的过程，因此，要求从事或参与月子护理的人员必须具备以下素质。

（1）身体健康。没有传染病和重要脏器的疾病，能担负起护理产妇和新生儿的责任。

（2）具备爱心和耐心。能关心、爱护产妇和新生儿，并给予细致的照料。

（3）具备良好的沟通能力。能与产妇及其家人建立良好的人际关系。帮助产妇愉快地度过产褥期。

（4）具备护理母婴的专业知识。能为产妇进行健康咨询和护理技术指导。

（5）具备较强的动手能力。能熟练地护理产妇和新生儿。

（6）具备一定的接受新知识的能力。能接受新理念、新知识，并应用于月子护理实践。

产妇保健篇

第一章　女性生殖系统解剖与生理

引言："月子"期间，产妇全身各系统会发生一系列变化，以女性生殖系统变化最大。因此，熟悉女性生殖系统解剖与生理，对于理解"月子"期间产妇的身心变化，做好产妇的护理与健康指导有着重要的作用。

第一节　女性生殖系统解剖

女性生殖系统包括外生殖器、内生殖器。

一、女性外生殖器

女性外生殖器又称外阴，指生殖器官的外露部分，位于两股内侧之间，包括耻骨联合与会阴之间的组织（图1-1）。

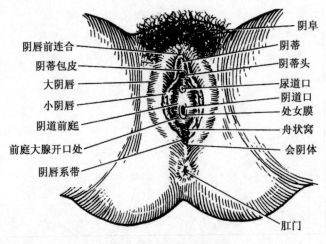

图1-1　女性外生殖器

（一）阴阜

阴阜为外阴上方隆起的脂肪垫。阴阜从青春期开始生长阴毛，呈倒三角形分布。

（二）大阴唇

大阴唇为两股内侧一对隆起的皮肤皱襞。其前端起自阴阜形成阴唇前连合，后端在会阴体前融合形成阴唇后连合。大阴唇外侧面与皮肤相同，青春期长出阴毛，皮层内有皮脂腺和汗腺；内侧面湿润似黏膜。大阴唇的皮下脂肪层内有丰富的血管、淋巴管和神经，组织较疏松，局部受伤时容易出血形成血肿。未婚妇女的两侧大阴唇自然合拢，遮盖阴道口和尿道外口；经产道分娩的产妇大阴唇受分娩影响向两侧分开。

（三）小阴唇

小阴唇为大阴唇内侧一对薄的皮肤皱襞，色褐、湿润、无阴毛分布，但富含神经末梢，极为敏感。两侧小阴唇前端相互融合包绕阴蒂，后端与大阴唇的后联合会合，在正中线形成横的皱襞称阴唇系带。经产道分娩的产妇阴唇系带受分娩影响而不明显。

（四）阴蒂

阴蒂位于两侧小阴唇顶端联合处，与男性阴茎海绵体组织相似，具有勃起性。阴蒂富含神经末梢，极为敏感。

（五）阴道前庭

阴道前庭为两侧小阴唇之间的菱形区域。阴道前庭有尿道外口，后方有阴道口及一对前庭大腺开口。

1. **尿道外口** 位于阴蒂下方、前庭的前部，一般呈圆形。其后壁有一对尿道旁腺，其分泌物有润滑尿道口的作用，但亦常为细菌潜伏之处，产后如果不注意外阴清洁容易造成尿路感染。

2. **阴道口及处女膜** 阴道口位于尿道外口后方、前庭的后部，其周围覆有一层较薄的黏膜称处女膜，多在初次性交或剧烈运动时破裂，经阴道分娩时进一步破损，分娩后仅留几个较小的隆起，称处女膜痕。

3. **前庭大腺** 又称巴氏腺，位于两侧大阴唇后部深处，如黄豆大小。其腺管细长，开口于前庭后方，小阴唇与处女膜之间的沟内中下 1/3 处。性兴奋时分泌起润滑作用的黄白色黏液。正常情况下不能触及此腺。如果因外阴不洁造成感染使腺管闭塞形成前庭大腺脓肿；或仅腺管开口闭塞使分泌物不能排出形成前庭大腺囊肿，则能触及或看到。

二、女性内生殖器

女性内生殖器由外向内依次包括阴道、子宫、输卵管和卵巢，其中输卵管和卵巢合称为子宫附件（图 1-2）。

（一）阴道

阴道是位于外阴和子宫之间的通道，是性交的器官，也是月经血排出及胎儿

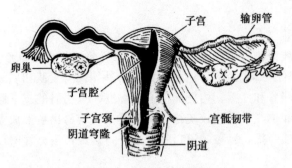

图 1-2　女性内生殖器

娩出的通道。阴道壁由黏膜层、肌层和纤维组织膜构成，青春期后，阴道黏膜受性激素影响开始发生周期性变化，使阴道呈酸性环境，对细菌的入侵能起到一定的防御作用。阴道壁富含静脉丛，损伤后容易出血或形成血肿。阴道壁横纹皱襞较多，有较大的伸展性，受妊娠和分娩的影响变化较大。

（二）子宫

子宫是产生月经的场所；是精子到达输卵管的通道；是孕卵着床、发育的部位；也是分娩时胎儿及其附属物娩出的器官。子宫位于骨盆腔中央，膀胱与直肠之间，向下连接阴道，两侧是输卵管和卵巢，形状如倒置梨形，站立时呈前倾前屈位。成年女性子宫重约 50 g，长 7～8 cm，宽 4～5 cm，厚 2～3 cm，宫腔容量约 5 mL。子宫上部较宽称为子宫体，子宫体向上隆起凸出的部分称为子宫底，子宫底两侧为子宫角。子宫下部较窄，呈圆柱状，称为子宫颈。子宫体与子宫颈之间有约 1 cm 的狭窄部位称为峡部，妊娠期子宫峡部逐渐伸展拉长，至妊娠晚期可达 7～10 cm，形成子宫下段，成为软产道的一部分，产后随子宫的复旧而恢复。子宫体内三角形的腔隙称子宫腔，子宫颈内梭形腔隙称子宫颈管。子宫颈管上端为宫颈内口，通向宫腔；下端为宫颈外口，开口于阴道。未自然分娩过的产妇宫颈外口呈圆形，自然分娩的产妇受分娩影响呈横裂型。

子宫体壁由 3 层组织构成，由内而外分别是黏膜层（即子宫内膜）、肌层、浆膜层。子宫内膜又分功能层和基底层，其功能层从青春期开始受卵巢激素影响，能发生周期性变化，剥脱出血形成月经，基底层能重新修复形成新的功能层。妊娠期及产后子宫内膜随孕产妇体内激素水平的波动会产生不同的变化。

子宫颈主要由结缔组织构成。子宫颈管黏膜受性激素影响也发生周期性变化。其黏膜由单层高柱状上皮细胞构成，黏膜层有许多腺体，分泌碱性黏液，形成黏液栓，堵塞子宫颈管，能起到一定的自净作用。子宫颈阴道部为复层鳞状上皮覆盖，表面光滑。在子宫口柱状上皮与鳞状上皮交界处是子宫颈癌的好发部位。

子宫借助 4 组韧带（分别是子宫圆韧带、子宫阔韧带、子宫主韧带和子宫骶韧带）的牵拉以及骨盆底肌肉、筋膜的支托，维持其在盆腔的正常位置（图 1－3）。

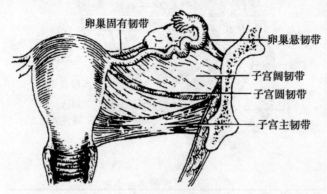

图 1－3　子宫各韧带

妊娠后这些韧带会随子宫增大而拉长，产后却不能随子宫复旧而迅速恢复，加上分娩使骨盆底肌肉和筋膜组织受损，如果产后不注意保健，可导致子宫位置异常，形成不同程度的子宫脱垂。

（三）输卵管

是精子和卵子相遇并形成受精卵的场所，亦是向子宫腔输送受精卵的管道。输卵管为一对细长而弯曲的腔道，内侧与子宫角相通连，外端游离并与卵巢接近，全长 8～14 cm。输卵管自内向外可分为 4 个部分，即子宫部、输卵管峡、输卵管壶腹和输卵管漏斗。输卵管漏斗在输卵管最外侧，开口于腹腔，有"拾卵"作用。

（四）卵巢

可产生卵子和分泌性激素（包括雌激素、孕激素和少量雄激素），是女性的性腺器官。卵巢位于子宫的两侧，输卵管的后下方，呈扁椭圆形，内、外侧分别以韧带连接于子宫和骨盆壁。卵巢从青春期开始排卵，成年妇女卵巢约 4 cm×3 cm×1 cm 大小，重 5～6 g，呈灰白色。妊娠后卵巢停止排卵，产后逐渐恢复。绝经后卵巢不再排卵，逐渐萎缩变小、变硬。

三、女性生殖器的邻近器官

女性生殖器官与同在盆腔内的尿道、膀胱、输尿管、直肠、阑尾位置邻近，其血管、淋巴管与神经之间也有密切联系。当生殖器官有病变（如感染、创伤、肿瘤等）时，易累及邻近器官（图 1－4）；邻近器官出现生理改变或疾病时，也会影响生殖器官。例如，由于女性尿道短且直，又邻近阴道，如果产后不注意外阴清洁或有生殖道感染，易引发泌尿系统感染；由于膀胱位于耻骨联合与子宫之间，空虚时位于盆腔内，充盈时可凸向腹腔而影响阴道及子宫位置，故产后膀胱

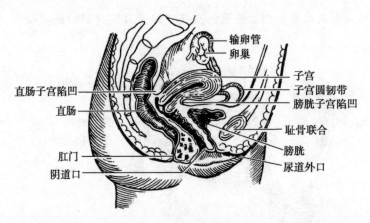

图1-4 邻近器官与子宫

充盈会影响子宫的收缩引起产后出血，应引起重视。妇科检查及妇科手术前亦必须排空膀胱，以免影响检查结果。

第二节 女性生殖系统生理

一、月经

女性从青春期开始至绝经前，由于卵巢周期性排卵，体内的雌、孕激素水平发生周期性变化，子宫内膜随之发生周期性剥脱、出血，形成月经。

二、正常月经的表现

月经是女性生殖功能成熟的标志之一。月经第一次来潮称为月经初潮。月经初潮年龄多在13～14岁，初潮年龄的早晚受遗传、身体素质、营养状况、气候环境等各种内外因素的影响，近年来月经初潮的年龄有提前的趋势，但15岁之后月经尚未来潮者应当引起重视。

正常月经具有周期性，以出血第1天作为月经周期的开始，两次月经第1天间隔的时间称为月经周期，一般为21～35天，平均28天。每次月经持续的时间称为经期，一般为2～8天，平均为4～6天。

月经血一般不凝固，呈暗红色，除血液成分外，还含有子宫内膜碎片、宫颈黏液及脱落的阴道上皮细胞。

每次月经的出血量为20～60 mL，一般不超过80 mL。月经量的多少很难统计，通常用每天换月经垫次数粗略估计量的多少，正常情况下一般平均每天换4～5次，每个周期不超过20次，如果每个周期超过30次且每次月经垫都浸透为经量过多。

月经期一般无特殊症状。但由于经期盆腔充血等原因，有些妇女可出现下腹及腰骶部酸胀下坠感或子宫收缩痛，少数还出现轻度神经系统不稳定症状（如头痛、易激动、失眠、精神抑郁）、膀胱刺激症状（如尿频）、胃肠功能紊乱（如食欲不减退振、恶心、呕吐、便秘、腹泻）、乳房胀痛、鼻黏膜出血、皮肤痤疮等，但一般不影响正常工作和生活。

月经期由于盆腔充血，子宫口松弛，全身及生殖器官抵抗力下降，应加强卫生保健，防止发生感染。

女性妊娠后停经，产后又逐渐恢复。月经恢复时间的早晚与产妇是否哺乳有关。平均49岁左右，早的自40岁开始，因卵巢功能衰退出现月经不调，继而永久性停经，称为绝经。

第二章　孕产妇身心特点

引言：女性妊娠期、分娩期的身心变化对其产后的身体恢复和心理状态有着重要的影响，如果有异常妊娠、分娩经历，还会给产妇的身心造成一系列不利的影响，给月子护理带来一定的难度。因此，了解妊娠期、分娩期妇女的身心变化特点，有助于产前进入孕妇家庭的月子护理人员为孕妇及其家人进行妊娠期保健和分娩准备的指导，以保障母儿的安全；也有助于月子护理人员分析不同妊娠、分娩经历女性产后的身心特点，有针对性地进行月子护理。

第一节　妊娠期妇女的身心特点

妊娠是胚胎和胎儿在母体内发育成长的过程。

妊娠从卵子受精、植入（图 2-1），胚胎、胎儿的发育，胎儿附属物的形成（包括胎盘、胎膜、脐带和羊水）（图 2-2），到胎儿及其附属物自母体排出，是一个复杂而又协调的生理过程。妊娠全程从末次月经第 1 天算起，共 10 个妊娠月（1 个妊娠月为 4 周），40 周，280 天。

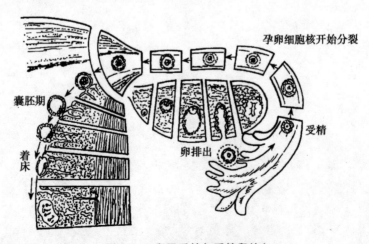

图 2-1　卵子受精与受精卵植入

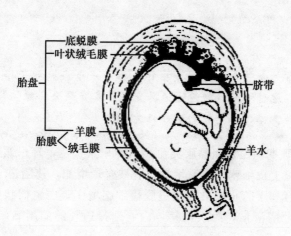

底蜕膜
叶状绒毛膜
胎盘
脐带
羊膜
胎膜
绒毛膜
羊水

图 2-2　胎儿及其附属物

多数妇女 10 月怀胎，一朝能顺利分娩。但也有少部分妇女怀孕后会发生异常妊娠、妊娠期特有疾病及妊娠合并症等，如流产、异位妊娠（宫外孕）、前置胎盘、胎盘早剥、妊娠期高血压疾病、羊水过多以及妊娠合并心脏病、糖尿病、急性病毒性肝炎等，这些异常情况会不同程度地影响妊娠期母儿的健康，对妊娠期妇女的身心产生影响。

一、正常妊娠期妇女的生理特点

妊娠期由于胎儿生长发育的需要，母体各系统都发生了一系列适应性的变化，以生殖系统的变化最为明显。

（一）生殖系统

生殖系统中变化最大的是子宫。

1. **子宫**　妊娠期子宫体随着妊娠月份的增加开始逐渐增大变软，子宫腔容积由非妊娠时约 5 mL 增加至妊娠足月时约 5 000 mL，子宫重量由非妊娠时约 50 g 增加至足月时约 1 100 g。妊娠 6 周左右子宫呈球形，妊娠 12 周时，子宫超出盆腔，在耻骨联合上方可以触及。以后宫底逐渐升高，至妊娠 36 周左右子宫底最高，约在剑突下 2～3 横指，分娩前随着胎体下降子宫底有所下降。

子宫颈妊娠后组织水肿，外观肥大、变软，局部充血呈紫蓝色。宫颈黏液分泌增多，形成黏稠的黏液栓，可以防止细菌侵入宫腔。

妊娠晚期，受盆腔左侧乙状结肠的影响，子宫轻度右旋。

2. **卵巢**　不再排卵。妊娠早期，妊娠黄体分泌雌、孕激素维持妊娠，约妊娠 10 周后，此功能由胎盘功能取代。

妊娠黄体

非孕期正常妇女每个月经周期中卵巢都有一个成熟卵子排出，排卵后，卵泡液流出，卵泡壁塌陷，卵泡迅速转变成为富有血管的腺体样结构，如未受精则形成月经黄体，如受精则为妊娠黄体。

3. **阴道** 妊娠期阴道表面黏膜充血、水肿呈紫蓝色，环形皱襞增多，变软，伸展性增加。阴道上皮细胞含糖原增加，乳酸含量增加，使阴道 pH 值降低，局部抵抗力增强，有利于防止感染。阴道脱落细胞增多，白色糊状的分泌物增多，所以孕期应注意外阴清洁，勤换内裤，内衣选择透气的棉制品，预防泌尿系统感染。

（二）乳房

妊娠期间胎盘分泌大量的雌激素和孕激素，雌激素刺激乳腺腺管的发育，孕激素刺激乳腺腺泡发育，促使乳房增大，乳头、乳晕颜色加深，蒙氏结节（乳晕周围皮脂腺肥大形成散在的结节状隆起）出现。

妊娠后期，尤其近分娩期，挤压乳房时可见数滴稀薄黄色液体，称初乳。为了保证产后哺乳，妊娠期应注意乳房清洁与保健，一般妊娠中晚期开始用软毛巾或手轻轻按摩、擦洗乳房和乳头，增强乳头的韧性，避免产后哺乳被孩子吸破。发现凹陷乳头应及时纠正，以方便产后哺乳。

（三）血液循环系统

1. **血容量** 妊娠妇女血容量自妊娠 6 周起开始增加，至妊娠 32～34 周达高峰，维持此水平至分娩。其中，以血浆增加多于红细胞增加，使血液相对稀释，呈现生理性贫血。妊娠合并心脏病的患者，妊娠 32～34 周心脏负荷会加重，容易诱发心力衰竭，应加强监护。

2. **血液成分** 妊娠期骨髓不断产生红细胞，为了适应红细胞增生以及胎儿成长和孕妇各器官的生理需求，应在妊娠中、晚期补充铁剂，以防缺铁性贫血。妊娠期白细胞稍增加，为 $(10～12) \times 10^9/L$，有时可达 $15 \times 10^9/L$ [正常成人血液中的白细胞数目为 $(4.0～10.0) \times 10^9/L$]，主要为中性粒细胞的增加。妊娠期血液呈高凝状态，凝血因子 Ⅱ、Ⅴ、Ⅶ、Ⅷ、Ⅸ、Ⅹ 均增加，仅 Ⅺ、ⅩⅢ 降低，这种高凝状态对预防产后出血有利。

3. **心脏** 妊娠期膈肌升高，使心脏向左、向上、向前移位，心浊音界稍扩大。心率每分钟增加 10～15 次。由于血流量增加、血流加速及心脏移位，使大血管扭曲，多数孕妇心尖区及肺动脉瓣区可听到柔和的吹风样收缩期杂音，产后逐渐消失，属于生理性变化。

4. **心排出量** 伴随着妊娠期心率增加及血容量增加，自妊娠 10 周起心排出量逐渐增加，至妊娠 32～34 周达高峰，维持此水平至分娩，会加重心脏负担，妊娠合并心脏病的患者应注意防止诱发心衰。

5. **血压** 妊娠期收缩压不发生改变，舒张压有所降低，使脉压（收缩压减舒张压）稍增大。随着妊娠月份的增加，回流至下腔静脉（位于脊柱的右前方，是人体最大的静脉，主要收集下肢、盆腔和腹腔的静脉血）的血量增加；而右旋增大的子宫会压迫下腔静脉影响血液回流，使孕妇下肢、外阴及直肠的静脉压增高，孕妇易发生痔、外阴及下肢静脉曲张。如果孕妇长时间仰卧位，可引起回心血量减少，心搏量降低，血压下降，称仰卧位低血压综合征。所以妊娠中、晚期多鼓励孕妇采取左侧卧位休息，休息时稍抬高双下肢。

（四）泌尿系统

妊娠期孕妇及胎儿代谢产物增多，肾脏负担加重。由于肾小球滤过率增加，而肾小管对葡萄糖再吸收能力不能相应增加，故孕妇饭后可出现糖尿，应注意与真性糖尿病相鉴别。

妊娠早期，增大的子宫压迫膀胱，可引起尿频，妊娠 12 周以后子宫体高出盆腔，压迫膀胱的症状消失，尿频改善。妊娠末期，由于胎先露（最先进入骨盆入口的胎儿部分）进入盆腔，膀胱受到压迫，孕妇再次出现尿频。都属于正常生理现象。

受妊娠期孕激素影响，泌尿系统平滑肌张力下降，蠕动减弱，使尿液滞留，容易感染，导致肾盂肾炎。右侧输尿管因受右旋子宫压迫，肾盂肾炎更为常见。因此，应指导孕妇注意外阴清洁，防止上行感染。

（五）呼吸系统

妊娠晚期因为子宫增大，膈肌上抬，孕妇常感到呼吸急促，以胸式为主，呼吸次数变化不大，每分钟不超过 20 次，但呼吸较深。受雌激素影响，妊娠期妇女呼吸道黏膜轻度充血、水肿，易发生上呼吸道感染，因此妊娠期间应尽量少去公共场所，尤其是在传染病流行期间，以预防感染。

（六）消化系统

妊娠早期（约 6 周左右），约有半数妇女出现不同程度的恶心、呕吐，清晨起床时明显。食欲与饮食习惯也有改变，如食欲减退，择食等，称早孕反应，一般于妊娠 12 周左右自行消失，对生活、工作无影响。如果反复发作，严重影响孕妇、胎儿的营养，称妊娠剧吐，应少量多餐、清淡饮食，缓解孕妇紧张心理，必要时去医院就诊。

受雌激素影响，孕妇牙龈充血、水肿、增生，刷牙易牙龈出血，可选择软毛牙刷清洁牙齿；孕妇唾液增多，有时流涎；胃肠平滑肌张力下降使蠕动减弱，胃排空时间延长，易发生肠胀气和便秘。应指导孕妇养成定时排便的习惯，鼓励多吃水果、蔬菜，适当增加活动量，必要时遵医嘱用药。

（七）内分泌系统

妊娠期由于卵巢妊娠黄体和胎盘分泌大量雌、孕激素，对神经中枢（下丘脑、垂体）产生抑制作用，使卵巢无卵泡发育成熟，也无排卵，孕妇出现停经现象。垂体分泌的催乳素随妊娠进展而增加，分娩前达高峰，与其他激素协同作用，促进乳腺发育，为产后泌乳做准备。

（八）其他

1. **体重**　妊娠 12 周前无明显变化，13 周起平均每周增加 350 g，不超过 500 g，至妊娠足月时，体重平均增加 12.5 kg，包括胎儿、胎盘、羊水、子宫、乳房、血液、组织间液、脂肪沉积等重量的增加。

2. **皮肤**　妊娠期孕妇面颊、乳头、乳晕、腹白线、外阴等处出现色素沉着。面颊呈蝶形分布的褐色斑，称妊娠斑，产后逐渐消退；随着妊娠子宫增大，腹壁皮肤弹力纤维过度伸展而断裂，使腹壁皮肤出现紫色或淡红色不规则平行的裂纹，称妊娠纹。产后妊娠纹逐渐变为银白色，持久不退。

3. **矿物质**　妊娠期胎儿生长发育需要大量的钙、磷、铁。故应于妊娠后注意营养，从妊娠 6、7 个月开始补充维生素 D、铁、钙等，防止缺钙或发生生理性贫血。

4. **骨骼、韧带**　妊娠期骨盆和椎间关节韧带松弛，骶髂关节、骶尾关节及耻骨联合处关节活动度增加。由于重心前移，为保持平衡，孕妇往往头、肩后移，容易引起腰背酸痛，应指导孕妇保持正确的姿势以减轻症状。

5. **胎儿宫内情况**　妊娠期测量子宫底高度是用于判断胎儿宫内发育情况的一种方法，一般妊娠 12 周末子宫底达耻骨联合上 2～3 横指，妊娠 20 周末达脐下 1 横指，24 周末在脐上 1 横指，36 周末最高，剑突下 2 横指，但子宫底高度会因羊水量的多少、单胎或多胎等而有差异。

此外，一般妊娠 18～20 周，孕妇开始自觉胎动（胎儿在子宫腔的活动）。同期可从孕妇腹部听到胎儿心跳的声音，即胎心音。临床上听到胎心音即可确诊为妊娠，且为活胎，但需与子宫杂音、腹主动脉音、胎动音及脐带杂音相鉴别。

妊娠 20 周后经腹壁可以触到子宫内的胎儿身体，即胎体。一般触诊触到胎头时手感是圆而硬，有浮球感；胎背则宽而平坦；胎臀宽而软，形状略不规则；胎儿肢体小，肢体侧凹凸不平且有不规则活动。借此可以判断出胎先露，正常情况下胎先露为头（胎先露是指最先进入母体骨盆的胎儿部分），即胎儿头朝下（图 2-3）；亦可借此判断胎儿的胎方位（胎儿先露部的主要骨标志，如枕骨、骶骨、

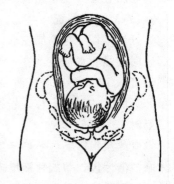

图 2-3　头先露

肩胛骨等与母体骨盆的左、右、前、后、横的关系）。正常胎方位有枕左前（胎头枕骨在母体骨盆的左前方）和枕右前（胎头枕骨在母体骨盆的右前方）。

正常胎动每小时 3～5 次，每 2 小时不少于 6 次。妊娠周数越多，胎动越活跃，但至妊娠末期胎动逐渐减少。胎动过多或过少都说明胎儿在子宫内情况有异常，所以妊娠晚期孕妇或其家属要学会自数胎动。胎心率正常值是每分钟 110～160 次，孕妇或其家属用听诊器和胎心多普勒可以听到，如果每分钟胎心率小于 110 次或大于 160 次达 10 分钟，称心动过缓或心动过速，可能与胎儿宫内缺氧有关。

知识链接

自数胎动的方法

妊娠 28 周以后每日早、中、晚各数 1 次胎动，每次数 1 小时，每日 3 小时胎动的总数乘 4，即为 12 小时的胎动数。（如果胎动 12 小时总数在 20 次以下，多数胎儿有宫内缺氧；胎动消失 24 小时胎心消失。）

如果妊娠期孕妇腹部停止增大、胎动数 12 小时小于 10 次（现在大学本科教材中认为胎动数 2 小时少于 6 次或减少 50%甚至消失）、胎心率小于 110 次/分或大于 160 次/分达 10 分钟，应及时到医院就诊。

二、正常妊娠期妇女的心理特点

妊娠期孕妇及家庭成员的心理会随着妊娠的进展情况的不同而变化。虽然妊娠是一种自然的生理现象，但对妇女而言，它是个人和家庭生活的转折点。随着新生命的来临，家庭中原有的生活状态和家庭成员角色都发生很大的变化，特别是孕晚期，面临对分娩的恐惧以及对胎儿性别的担心等等，准父母的心理需要重新调适。了解孕妇这段时期的心理变化，月子护理人员可以有针对性地给孕妇及其家庭成员以适当的护理照顾和引导，促进孕期顺利度过，也可以因此了解孕妇妊娠期间是否存在影响到产后的心理问题，以便及时给予疏导，避免影响其今后的家庭生活。孕妇常见的心理反应如下。

1. **惊喜或震惊** 在妊娠初期，计划受孕的妇女会感到惊喜和满足；未计划受孕的孕妇多数会感到惊讶和震惊，因为没有做好迎接新生命的准备，可能会突然无所适从。

2. **矛盾** 计划受孕妇女由于对妊娠已经有心理准备，矛盾心理较少，对身体的变化和妊娠反应有较强的适应能力；未计划受孕的孕妇出现矛盾心理的较多，可能与工作、学习等原因不方便要孩子有关，也可能与缺乏抚养孩子的知识和技能，缺乏可以利用的社会支持系统，经济负担过重，对恶心、呕吐等生理性变化无所适从等有关。常表现为情绪不稳，重者可出现紧张、焦虑等不良心理状态，甚至影响宫内胎儿的发育，导致流产。应注意积极疏导。

3. **接受** 随着妊娠的进展，特别是当胎动出现能真正感受到"孩子"存在的时候，多数孕妇开始接受"孩子"，猜测"孩子"性别，给未出生的"孩子"起名字，关心"孩子"的喂养和生活护理等方面的知识。并出现为"孩子"购买出生后生活用品的"筑巢反应"。

4. **情绪波动** 由于妊娠期体内激素水平的变化；妊娠期身体不适以及受分娩负面宣传的影响，孕妇会对即将到来的分娩是否正常感到焦虑；由于担心孩子出生后家庭经济、孩子教育等问题，孕妇心理往往比较脆弱，情绪波动较大，对家人产生更多的依赖，往往要求丈夫更多的陪伴和家人更多的关心，常为一些小事而激动。

5. **内省** 将为人母的孕妇往往喜欢独处，较多地关注自己，如自己的身体变化、穿着、体重、饮食和休息等。这种专注使孕妇能调节自己的心理，适应妊娠期自己身体的变化，为孩子出生早做计划，以迎接新生儿的来临，但也可能会使配偶及其他家庭成员感受冷落而影响相互之间的关系。

基于妊娠期妇女的心理特点，美国心理学家鲁宾提出，孕妇为顺利接受新生命的诞生，维持个人及家庭的功能完整，必须完成 4 项心理发展任务，分别是：①确保自己及胎儿顺利度过妊娠期、分娩期；②促使家庭重要成员接受新生儿；③学习贡献自己；④情绪上与胎儿连成一体。

为了确保孕妇自己和胎儿的健康和安全，孕妇应学习妊娠、分娩知识，从确定早孕时即开始建孕产妇保健手册，妊娠 6～8 周首次产前检查，妊娠 14～20 周要行产前筛查，从妊娠 20 周开始定期产科检查，一般妊娠 20～36 周每 4 周检查 1 次，妊娠 36 周起每周检查 1 次，共检查 9～11 次。若发现异常情况应增加产前检查次数。以便了解妊娠期母儿情况，及时发现异常妊娠，听从医生的建议和指导，保证孕期营养，避免不良因素的影响和意外伤害，不滥服药物，学会自己监测胎儿宫内情况，提前做好分娩前准备等。使整个妊娠期维持最佳的健康状况。

新生儿的出生会对整个家庭会产生很大的影响。因此，孕妇不仅自己要接受新生儿，还要寻求家庭重要成员特别是丈夫对新生儿的接受和认可，以保证顺利完成孕期心理发展任务，保证孕妇及配偶对新父母角色的认同。此外，无论是生育或养育，更多的是奉献，孕妇必须控制自己的需求满足新生儿的需要。所以，在妊娠过程中，孕妇必须学会调整自己，以便产后顺利担负起照顾新生儿的责任。

随着妊娠的进展，尤其是胎动产生以后，孕妇对胎儿的感情逐渐加深。孕妇可以采用各种胎教方式（如音乐胎教、语言胎教、运动胎教、意念胎教等）与宫内的胎儿进行情感、动作和声音等方面的沟通，为孕妇将来与新生儿良好情感的建立奠定基础。

妊娠晚期，应指导孕妇做产前运动操（图2－4），以减轻其身体的不适，增加会阴部肌肉的力量和伸展性，保证以后分娩顺利地进行，促进孕妇产后身体尽快恢复。

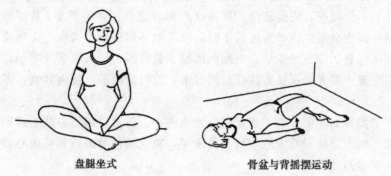

盘腿坐式　　　　　　　　骨盆与背摇摆运动

图2－4　产前运动操

临产前应指导孕妇及其家属提前做好分娩的物品准备，如为产妇准备足够的消毒卫生巾和数套柔软、舒适的棉质内衣；为新生儿准备柔软、舒适，便于穿脱的棉质衣服、尿布、婴儿包被、毛巾及梳子、围嘴、爽身粉、温度计；不能进行母乳喂养者，还应准备奶瓶、奶粉、奶嘴等。应采用多种形式向孕妇介绍分娩知识，使其了解分娩时如何配合能使分娩更加顺利，消除孕妇紧张心理；同时宣传母乳喂养的好处，指导新生儿洗澡、换尿布的方法等，使孕妇在胎儿娩出后能尽快适应母亲角色。

三、异常妊娠妇女的身心特点

（一）妊娠早期出血性疾病

主要有流产和异位妊娠。妊娠不足28周，胎儿体重不足1 000 g终止者称为流产；孕卵在子宫体腔以外种植者为异位妊娠，又称宫外孕。流产和异位妊娠常在妊娠早期出现阴道血性分泌物或阴道出血，有的伴有轻微或严重的下腹疼痛，需与子宫颈息肉、功能失调性子宫出血、黄体破裂、阑尾炎等相鉴别。

1. **流产**　流产的原因较多，主要原因如下。

（1）胚胎因素：胚胎或胎儿染色体异常（占50%～60%）。

（2）母体因素：母体全身性疾病（严重感染、高热疾病、严重心脏病、高血压、慢性肝炎等，其中TORCH感染虽对孕妇影响不大，但可感染胎儿导致流产）；生殖器官异常（子宫畸形、子宫肌瘤、子宫颈内口松弛等）；内分泌异常（黄体功能不全、高催乳素血症、多囊卵巢综合征、甲状腺功能减退、糖尿病等）；强烈应激与不良习惯（过度紧张、焦虑、恐惧、忧伤、早孕性生活、孕妇过量吸烟、酗酒、饮咖啡、毒品等）；接触有毒有害物质（放射线、铅、甲醛、苯）；免疫功能异常。

（3）父亲因素：精子染色体异常。

（4）环境因素：接触放射线、砷、铅、甲醛、苯等化学物质。

主要临床表现为停经后阴道流血和下腹疼痛，根据其发展过程分先兆流产、难免流产、不全流产、完全流产、稽留流产和习惯性流产等类型，B型超声可以协助诊断，医生会根据流产发展的不同阶段采取不同的处理措施。先兆流产者常嘱咐多卧床休息、停止性生活，根据病因给予黄体酮、甲状腺素片等治疗；难免流产、不全流产等无法保胎者往往行刮宫术，及时清除子宫腔内容物，不再继续妊娠。

流产孕妇得知胚胎发育不正常时，常会伤心、自责，因担心胚胎或胎儿保不住而紧张、焦虑，应耐心安慰孕妇及其家属，减少他们的内疚、焦虑心理，积极配合医生做适当处理。

2. 异位妊娠　异位妊娠95%为输卵管妊娠，主要与慢性输卵管炎症有关，主要临床表现为停经后腹痛、阴道流血，与流产都发生在妊娠早期，需要鉴别，目前腹腔镜检查是诊断异位妊娠的金标准。异位妊娠根据患者发病情况的不同可采用期待疗法、药物治疗或手术治疗，严重者需切除患侧输卵管。

因担心以后对生育会有不同程度的影响，孕妇会出现悲观、焦虑、抑郁等心理状况，应及时给予疏导。

（二）妊娠晚期出血性疾病

主要有前置胎盘和胎盘早剥。正常胎盘附着在子宫体的前壁、后壁或侧壁，如果妊娠28周后，胎盘附着于子宫的下段或覆盖子宫颈内口，位置低于胎儿先露部，称为前置胎盘；如果妊娠20周后或分娩期，胎盘位置正常，但胎盘在胎儿娩出前就部分或全部从子宫壁剥离，称为胎盘早剥。

1. 前置胎盘　发病原因不是很清楚，多认为与多次人流与刮宫、盆腔炎症等造成子宫内膜病变或损伤有关，随着剖宫产率的提高，凶险性前置胎盘（指前次有剖宫产史，此次妊娠为前置胎盘）发生率增高。其典型症状是妊娠晚期或临产时出现无诱因、无痛性的反复阴道流血，B型超声检查是主要的诊断依据。一般采取期待疗法尽可能延长孕周，等待胎儿成熟，提高胎儿成活率，如果出血量多甚至发生休克，无论胎儿是否成熟都应终止妊娠。

2. 胎盘早剥　胎盘早剥的发生与孕妇患妊娠期高血压疾病、慢性肾脏疾病等导致血管病变、胎膜早破使宫腔压力骤降、腹部受到外力撞击等因素有关。多表现为妊娠中、晚期或分娩期突然出现持续性腹痛，有时伴有阴道流血，严重者可出现休克，威胁母儿的生命。根据孕妇的临床表现，结合B型超声检查可以诊断。因发病凶险，多在纠正休克的同时及时终止妊娠。

Ⅰ度胎盘早剥（腹痛不明显，仅有阴道出血）需与前置胎盘相鉴别，同时还需与这个时期孕妇子宫颈息肉、子宫颈癌及凝血功能异常造成的出血相鉴别。

由于前置胎盘和胎盘早剥对母儿健康会造成较大的影响，使早产儿、剖宫产、产褥感染、产后出血、新生儿窒息、产妇贫血的机会明显增加，甚至影响母儿的生命，孕妇会担心、焦虑甚至产生恐惧心理，这些心理状态会延续到产后，给产后月子护理带来影响，月子护理人员需加强关注，针对出现的具体情况给以护理。

（三）妊娠期高血压疾病

妊娠期高血压疾病是妊娠期特有的一种疾病，是妊娠与高血压并存的一组疾病，其病因至今仍不清楚，目前多认为与孕妇高龄、家族遗传、缺乏多种营养素（如钙、镁、锌、硒）等有关，因其基本病理变化是全身小动脉痉挛，会影响到全身各脏器的血供，出现各重要脏器严重的并发症，包括颅内出血、心力衰竭、肾衰竭、肝坏死等，危及母儿健康，甚至导致母儿死亡。临床上主要出现高血压、蛋白尿症状，病情严重者会产生头痛、上腹痛、视力模糊，全身抽搐和昏迷。产后仍然可能出现高血压、蛋白尿、抽搐等临床表现甚至更重，对孕妇全身脏器有较严重的损害。有的孕妇会出现水肿，水肿最初可表现为体重的异常增加（即隐性水肿），每周超过 0.5 kg，或出现凹陷性水肿，多由踝部开始，逐渐延至小腿、大腿、外阴、腹部，按之凹陷。根据水肿的严重情况分为四级：水肿在足踝和小腿，膝部以下者，以（＋）表示；水肿延至大腿，皮肤如橘皮样者，以（＋＋）表示；水肿延至外阴或下腹部，皮肤发亮，以（＋＋＋）表示；全身水肿，甚至伴腹水者，以（＋＋＋＋）表示。由于孕期水肿也可能因其他因素造成，所以孕妇水肿严重情况只作为判断妊娠期高血压疾病病情的参考依据。

根据患者临床表现不同将妊娠期高血压疾病分妊娠期高血压、子痫前期、子痫、慢性高血压并发子痫前期和妊娠合并慢性高血压五种类型（表 2-1）。症状轻者，如妊娠期高血压，主张注意休息的同时加强产前检查；症状重者，如子痫前期、子痫，需住院处理。如果无法以药物控制病情，终止妊娠是唯一有效的治疗方法。

表 2-1　妊娠期高血压疾病的分类及临床表现

分类	临床表现
妊娠期高血压	血压≥140/90 mmHg，妊娠期首次出现，产后 12 周恢复正常；尿蛋白（一）；可伴上腹部不适或血小板减少，产后方可确认
子痫前期	轻度：血压≥140/90 mmHg，孕 20 周后出现，尿蛋白（＋）或定量超过 0.3 g/24 h，伴有水肿及轻度自觉症状如上腹部不适、头痛等。 重度：血压≥160/110 mmHg，蛋白尿（＋＋＋）或定量测定≥0 g/24 h，血肌酐>106 μmol/L；血小板<100×10^9/L；持续头痛或其他脑神经或视觉障碍；持续性上腹部不适

续表

分类	临床表现
子痫	子痫前期的孕妇发生抽搐不能用其他原因解释称子痫。表现为抽搐、面部充血、口吐白沫、深昏迷；随后深部肌肉僵硬，很快发展成典型的全身高张性阵挛惊厥、有节律的肌肉收缩和紧张，持续 1～1.5 分钟，其间患者无呼吸运动；此后患者抽搐停止，呼吸恢复，但仍昏迷，最后意识恢复，但困惑、易激惹、烦躁。抽搐期间患者神智丧失，易发生唇舌咬伤、摔伤甚至骨折等多处创伤，昏迷时呕吐可造成窒息或吸入性肺炎。发生在妊娠晚期和临产前者，称产前子痫；少数发生在分娩过程中，称产时子痫；偶有在产后 24 小时发生者，称产后子痫
慢性高血压并发子痫前期	高血压孕妇妊娠 20 周前无蛋白尿，若出现蛋白尿≥0.3 g/24 h；或高血压孕妇妊娠 20 周前突然尿蛋白增加，血压进一步升高或血小板<100×10^9/L
妊娠合并慢性高血压	血压≥140/90 mmHg，妊娠前、妊娠 20 周前或妊娠 20 周后首次诊断高血压并持续到产后 12 周后

因为重度妊娠期高血压疾病对母儿危害严重，早产、死胎、新生儿窒息、产后出血、产后各脏器并发症机会都会增加，因担心母儿安全，孕妇会出现焦虑、恐惧、抑郁等心理状况，增加了月子期间母儿护理的难度，月子护理人员应引起重视，给予密切观察、积极引导，加强护理。

(四) 妊娠合并心脏病

妊娠合并心脏病以妊娠合并先天性心脏病最常见，在妊娠、分娩及产褥期均可加重心脏病孕妇的心脏负担而诱发心力衰竭，是孕产妇死亡的重要原因之一。

如果产妇轻微活动后即有胸闷、心悸、气短；休息时心率每分钟超过 110 次，呼吸每分钟超过 20 次；夜间常因胸闷而需端坐呼吸，或需到窗口呼吸新鲜空气；肺底部出现少量持续性湿啰音，咳嗽后不消失，为早期心力衰竭的表现，应引起重视，及时处理。

美国纽约心脏病协会（NYHA）根据患者所能耐受的日常体力活动将心功能分为 4 级：

心功能Ⅰ级：一般体力活动不受限。

心功能Ⅱ级：一般体力活动稍受限制，休息时无自觉症状。

心功能Ⅲ级：心脏病患者体力活动明显受限，轻微日常活动即感不适、心悸，呼吸困难，休息时无不适，或既往有心力衰竭病史者。

心功能Ⅳ级：不能进行任何体力活动，休息状态下即出现心悸、呼吸困难等心衰症状，体力活动后加重。

一般心功能Ⅰ、Ⅱ级可以妊娠，心功能Ⅲ、Ⅳ级则不宜妊娠，已经妊娠者主张在 12 周前人工流产终止妊娠，超过 12 周者终止妊娠的危险较大，应在密切监护下继续妊娠。对有产科指针、严重心力衰竭者，应在内科医生配合下择期剖宫产终止妊娠。产后心功能Ⅰ、Ⅱ级可以哺乳，心功能Ⅲ、Ⅳ级则不宜哺乳。

因妊娠合并心脏病孕妇妊娠 32～34 周、分娩期、产后最初 3 天都有发生心力衰竭的危险，死胎、新生儿窒息发生率会明显升高，孕妇因担心母儿健康会存在焦虑、恐惧心理，月子护理人员应与医生、护士配合加强护理。

（五）妊娠合并糖尿病

妊娠合并糖尿病包括妊娠前已患糖尿病和妊娠后才发生或首次发现的妊娠期糖尿病两种。妊娠期糖尿病对母亲的影响，除"三多一少"症状（多饮、多食、多尿、体重下降）之外，还容易患感染性疾病，如外阴阴道假丝酵母菌病、尿路感染等。此外，妊娠期高血压疾病、巨大儿概率明显增加。如果血糖控制不好，还会出现低血糖及糖尿病酮症酸中毒症状，如心悸、出汗、面色苍白、恶心、呕吐、视力模糊、呼吸有烂苹果味等。

妊娠合并糖尿病对母儿产后有较大的危害，其产后出血、产后感染、早产、死胎、畸胎、巨大儿、胎儿生长受限发生率高，新生儿呼吸窘迫综合征、新生儿低血糖的机会增加，孕妇会出现焦虑、恐惧、抑郁心理。因此，应严密监护，通过控制饮食、适量运动和降血糖药的使用，尽可能将孕产妇血糖控制在正常或接近正常范围内，密切监测胎儿宫内情况，选择正确的分娩方式，防止并发症的发生，确保母儿安全。月子护理人员应了解这些情况，配合医护人员加强护理。

（六）妊娠合并病毒性肝炎

妊娠合并病毒性肝炎以妊娠合并乙型病毒性肝炎最常见。由于妊娠期妇女特殊的生理变化，其重症肝炎发病率会明显升高，是我国孕产妇死亡的主要原因之一。主要临床表现为身体不适、全身酸痛、畏寒发热、乏力、食欲减退、腹胀、腹泻、皮肤黄染、肝区叩痛等症状。妊娠合并病毒性肝炎不仅严重危害孕妇健康，还可以通过母婴传播累及胎儿和新生儿，所以，多不主张患病毒性肝炎的女性妊娠，已经妊娠者应在严密监护下积极护肝、对症治疗。

妊娠合并病毒性肝炎孕产妇早产、畸胎、死胎、新生儿死亡率会明显增高。产妇不仅要担心病毒性肝炎对母儿的不良影响，还会担心这种传染病会传染给家人，担心是否遭人嫌弃，会出现焦虑、抑郁心理，应积极加以疏导。

（七）妊娠合并贫血

妊娠合并贫血是妊娠期较常见的一种合并症，以合并缺铁性贫血最为常见，占妊娠期贫血的 95%。妊娠合并贫血与妊娠前月经过多，妊娠后胎儿生长发育及血容量增加对铁的需求增加而孕妇对铁摄取、吸收不足有关。缺铁性贫血轻者症状不明显，重者头晕、乏力、皮肤黏膜苍白、食欲减退、腹胀、腹泻、指甲脆薄，易患口腔炎症、舌炎等。检查外周血血红蛋白<110 g/L、红细胞<3.5×

10^{12}/L、血细胞比容＜0.30，红细胞平均体积＜80 fl、红细胞平均血红蛋白浓度＜32%、血清铁＜6.5 μmol/L 可以诊断。发现后应及时处理缺铁性贫血的病因，加强妊娠期营养，补充富含铁的食物，适当补充铁剂纠正贫血。

妊娠合并贫血使早产、死胎机会增加，容易并发产后出血和产后感染，孕产妇往往存在担心、焦虑、悲观心态，月子护理人员应注意观察，积极处理。

（八）早产

早产是指妊娠满 28 周至不满 37 足周之间分娩者。按病因分为三类：自发性早产、未足月胎膜早破早产和治疗性早产。早产临产与足月分娩临产相似，胎膜早破发生率较足月产高。早产娩出的新生儿称早产儿，出生体重多小于 2 500 g，各器官发育尚不成熟，出生孕周越小，体重越轻，死亡率较高。有报道，出生 1 岁以内死亡的婴儿与早产有关者占 2/3，因此，防止早产是降低婴儿死亡率的重要环节之一。

早产发生时一般尽量保胎，维持妊娠至足月；如果胎膜已破，早产已不可避免，则应尽可能预防新生儿合并症以提高早产儿的存活率。

有早产倾向的孕妇，常会自责，出现焦虑、恐惧等情绪反应，应多给予产妇支持，加强孕期保健指导和监护，避免重体力劳动，禁止性生活，防止早产发生。早产已不可避免时，由于对结果无法预知，孕妇情绪反应会更加严重，应多与孕妇及其家属沟通、交流，使他们了解早产知识，减轻焦虑、恐惧心理，配合医护人员处理。产后应加强新生儿护理。

（九）过期妊娠

凡平时月经规则，妊娠达到或超过 42 周尚未分娩者，称过期妊娠。过期妊娠的病因目前尚不清楚，可能与内分泌异常、家族遗传、头盆不称及胎儿畸形等因素有关。过期妊娠因胎盘病理变化的不同（胎盘功能正常或胎盘功能减退），临床表现不同，易导致巨大儿、胎粪吸入综合征、胎儿过熟综合征（"小老人"）、胎儿窘迫、新生儿窒息等，过期妊娠一般羊水量会明显减少，使难产、手术产机会增加，是胎儿、新生儿死亡的重要原因之一。核准孕周、准确地判断胎盘功能是处理的关键。

有的过期妊娠孕妇及其家属有"瓜熟蒂落"的传统观念，认识不到过期妊娠的危害，应加强宣传，动员过期妊娠孕妇及其家属及时终止妊娠；了解过期妊娠危害性的孕妇及其家属，又常会出现担心、矛盾、焦虑心理，应告知适时终止妊娠的必要性及方法，安慰、指导孕妇，取得孕妇的合作。同时应加强产前、产时、产后护理，保证胎儿、新生儿的安全。

（十）羊水过多

妊娠期间羊水量超过 2 000 mL 称羊水过多。有 1/3 发病原因不明，明显羊水过多者常与胎儿畸形（胎儿神经管畸形无脑儿、脊柱裂等）、多胎妊娠、妊娠合并糖尿病等有关。根据羊水增长速度的快慢，分为急性羊水过多和慢性羊水过多。

急性羊水过多常发生在妊娠 20～24 周，较为少见，由于羊水迅速增多，子宫明显增大，且大于妊娠月份，同时造成一系列压迫症状，如下肢、外阴水肿或静脉曲张，膈肌抬高呼吸困难等，孕妇自觉症状比较严重，需要通过放羊水等方法积极处理缓解症状。慢性羊水过多常发生在妊娠晚期，由于羊水增长缓慢，压迫症状较轻，孕妇多能适应。

羊水过多孕妇由于子宫张力增加，容易并发妊娠期高血压疾病、胎膜早破、脐带脱垂、胎盘早剥、胎儿窘迫、胎位异常以及对产后有直接影响的早产、产后出血、新生儿窒息等，危害母儿健康，应加强产前、产时、产后的护理。

羊水过多孕妇及其家属常会紧张、焦虑、自责，甚至产生恐惧心理。因此，应耐心与孕妇交谈，积极给予解释和疏导，指导家属多陪伴孕妇，生活上多给予孕妇关心与照料，使孕妇感到家庭的温暖。如果胎儿或新生儿出现异常，应尽量避免在孕产妇面前谈论，多给予安慰，指导产妇下次妊娠的注意事项，如有遗传性疾病，应劝告产妇接受遗传咨询，估测再次妊娠获得正常胎儿的机会，鼓励其树立正常妊娠的信心，促进其心理健康。

（十一）多胎妊娠

一次妊娠同时有两个或两个以上胎儿，称多胎妊娠。多与孕妇或其丈夫家族中有多胎妊娠史，孕妇年龄增加和近年来辅助生殖技术应用促排卵药物有关。多胎妊娠以双胎妊娠最为多见。双胎妊娠由于一次妊娠孕育两个胎儿，妊娠晚期孕妇会因子宫过大出现压迫症状，如呼吸困难、心悸、下肢水肿及静脉曲张等；容易并发贫血、妊娠高血压疾病、羊水过多、前置胎盘、胎位异常、胎儿宫内发育迟缓、胎膜早破、梗阻性难产以及对产后影响较大的胎儿畸形、死胎、早产、产后出血及产后感染等，胎儿、新生儿死亡率较高，属高危妊娠范畴，应倍加重视，加强妊娠、分娩和产褥期的护理，保证母儿的安全。

多胎妊娠中双胎妊娠孕妇常既兴奋又担心母儿安危，两个以上胎儿的更多是担心，因此，应积极帮助孕产妇保持心情舒畅，消除担心、焦虑等不良情绪。

编外话：临床上异常妊娠的种类较多，这里介绍的是常见异常妊娠妇女的主要身心特点。如果准妈妈们翻阅此书发现自己出现上述情况，请不必紧张，建议及时到医院就诊，积极与医生配合。随着现代医学诊疗水平的提高，多数异常妊娠都能得到较好的处理。本书介绍异常妊娠是希望月子护理人员和准妈妈们能多了解一些妊娠期可能发生的状况，以便遇到问题能处变不惊。同时，也希望我们的月子护理人员和准妈妈们能认识到这些异常妊娠对产后的影响，有针对性地做好产后护理保健。

第二节　分娩期妇女的身心特点

分娩是指妊娠满 28 周及以后，从临产发动至胎儿及其附属物全部娩出的过程。根据分娩时间早晚，妊娠满 28 周至不满 37 周间分娩称为早产，妊娠满 37 周至不满 42 周间分娩称为足月产，妊娠满 42 周及以后分娩称为过期产。

分娩是一个自然、健康的生理过程，影响分娩的因素主要有产力、产道、胎儿及产妇的精神心理状态。

1. **产力**　是将胎儿及其附属物从子宫内逼出的力量，它包括子宫收缩力、腹肌与膈肌收缩力以及肛提肌收缩力。子宫收缩力贯穿于整个分娩过程，是最主要的产力。

（1）子宫收缩力：正常情况下，子宫宫缩力具有节律性、对称性、极性和缩复作用四个特点。

1）节律性：指正常宫缩分宫缩期和间歇期，临产后表现为一阵宫缩（阵缩）一阵间歇（图 2−5）。宫缩时子宫肌层血管受压，使子宫胎盘血流减少，胎儿氧供减少；间歇期子宫肌层松弛，子宫胎盘血流恢复，提供胎儿必需的氧供。刚临产时宫缩时间短，约 30 秒，间歇时间长，为 5～6 分钟。随着产程进展，宫缩时间越来越长，间歇时间越来越短，宫缩强度越来越强，子宫颈口开全后宫缩最强，宫缩时间最长，可达 1 分钟，间歇时间缩短，为 1～2 分钟，这时要勤于观察胎儿宫内是否存在缺氧状态。

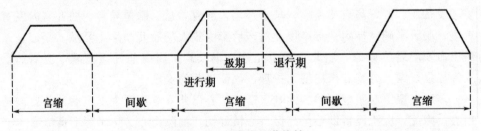

图 2−5　正常宫缩节律性

2）对称性：指宫缩起自两侧宫角，以微波形式左右对称向宫底中央集中，然后均匀向子宫下段扩散。

3）极性：指宫缩时以宫底部最强，向下逐渐减弱，宫底部收缩力约是子宫下段的 2 倍。

4）缩复作用：指宫缩时子宫肌纤维缩短、变宽，间歇时放松，但不能恢复原长度，而是随着子宫收缩逐渐变得粗短。此作用使临产后子宫腔容积缩小，子宫下段被拉长，胎儿先露部被迫下降，子宫颈口逐渐展平消失。

（2）腹肌与膈肌收缩力和肛提肌收缩力：二者在胎儿、胎盘娩出过程起到一定的辅助作用，称为辅力。

2. **产道**　分为骨产道和软产道两部分，二者都是胎儿娩出必经的通道，其大小、形态与分娩关系密切。

（1）骨产道：指的是真骨盆，即骨盆耻骨联合上缘、髂耻缘及骶骨岬连线以下的小骨盆（图2-6）。主要分三个平面，即骨盆入口平面、中骨盆平面（最窄平面）、骨盆出口平面。每个平面的径线大小与分娩时胎儿能否通过有直接关系。

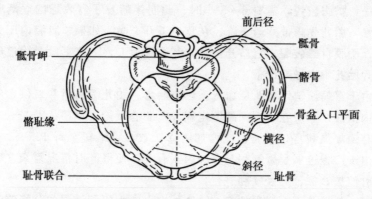

图2-6　骨产道入口平面

（2）软产道：是由子宫下段、子宫颈、阴道及骨盆底软组织构成的弯曲管道。

3. **胎儿**　胎儿因素包括胎儿的大小、胎方位及胎儿有无畸形。

4. **产妇精神心理状态**　已经证实，待产妇的精神心理状态对分娩的进程也产生一定的影响。

以上四个因素如果都正常，且能相互适应，胎儿顺利经阴道自然娩出，为正常分娩，如果有一个因素不正常，或相互之间不能适应，则可导致难产。

一、正常分娩妇女的生理特点

（一）先兆临产

正常分娩发动前，常出现预示孕妇即将临产的症状，称为先兆临产。即将临产的症状主要包括不规则宫缩（假临产）、孕妇轻松感、尿频和见红。孕妇轻松感和尿频与胎儿先露部下降，子宫底随之下降有关；见红是分娩即将开始的可靠征象，与分娩发动前24～48小时，子宫颈内口附近的胎膜与该处的子宫壁分离，毛细血管破裂有关，局部毛细血管破裂产生少量血液，与子宫颈管内的黏液混合经阴道排出。

（二）临产

孕妇临产的主要标志是，出现有规律的子宫收缩，表现为宫缩持续30秒或以上，间歇 5～6 分钟，随着分娩的进展，子宫收缩逐渐增强，同时伴进行性的子宫颈管逐渐展平消失、子宫颈口（宫口）扩张和胎先露下降。

（三）总产程

正常分娩过程从出现规律宫缩开始至胎儿胎盘完全娩出为止，临床上称为总产程。根据总产程不同阶段的特点，分 3 个产程。

1. **第一产程** 是从出现规律宫缩至宫口开全（宫口开 10 cm）的一段时期，又称宫颈扩张期。一般初产妇宫口紧，扩张缓慢，此期需要 11～12 小时，经产妇宫口较松，扩张较快，需要 6～8 小时。此期伴随着子宫收缩的逐渐增强，宫口逐渐扩张，胎儿先露部逐渐下降。在宫口近开全时，如果羊膜腔内压力增加到一定程度，胎膜自然破裂。宫口开全时，其边缘消失，子宫下段及阴道形成宽阔的管腔，为胎儿娩出做好准备。

此期由于宫缩压迫子宫肌层血管，影响胎盘、胎儿的血供和氧供，应注意观察胎儿宫内情况，一般在宫缩间歇期定期进行胎心听诊，早期每隔 1～2 小时听 1 次，随着宫缩加强和宫口扩张，应增加听诊次数，可缩短至每 15～30 分钟听 1 次胎心。由于产程进展是否顺利与多种因素有关，使得产时情况复杂多变，因此应加强产时监护，保证分娩顺利进行。

分娩时，伴随着逐渐增强的宫缩，产妇多会产生逐渐增强的分娩阵痛，疼痛部位主要在下腹部、腰部及骶部，与宫缩引起的子宫缺氧、子宫颈生理性扩张刺激骨盆壁神经以及胎先露下降压迫膀胱、尿道、直肠等有关。因对疼痛的敏感性和耐受性不同，产妇会出现不同的表现，如呻吟、呼叫、哭喊等。

2. **第二产程** 是从宫口开全至胎儿娩出的一段时期，又称胎儿娩出期。初产妇需 1～2 小时，经产妇通常数分钟即可完成，最长不超过 1 小时。此期宫口开全，宫缩较第一产程更紧、更强，从第一产程开始时持续约 30 秒，间歇 5～6 分钟，进展到持续约 1 分钟，间歇期仅 1～2 分钟。因此，应密切监测胎心，一般 5～10 分钟听 1 次胎心，防止胎儿宫内缺氧，并积极采取多种方法减轻分娩疼痛。因胎头下降压迫骨盆底组织，产妇多有排便感，会不由自主向下屏气，应指导产妇正确屏气用腹压协助胎儿娩出。

3. **第三产程** 是从胎儿娩出至胎盘娩出的一段时期，又称胎盘娩出期。一般需 5～15 分钟，最长不超过 30 分钟。此期胎儿已经娩出，子宫迅速缩小，产妇感到轻松，宫缩会暂停数分钟，后重新出现。由于胎儿娩出宫腔容积突然缩小，胎盘不能相应缩小而与子宫壁之间发生错位、剥离、出血，直至胎盘完全剥离、排出。

此期一方面应注意胎儿娩出后产妇的情况，如产妇的生命体征（体温、脉搏、呼吸、血压），阴道流血多少，胎盘是否完整娩出、产道有无撕裂等；另一方面应积极处理新生儿，包括及时清理呼吸道、认真处理脐带、注意保暖，与产妇早接触、早吸吮乳汁等，以保证母儿的安全。

二、正常分娩妇女的心理特点

我国因多年计划生育政策初产妇较多，因为缺乏分娩经验，以及受分娩前接触到的一些负面信息的影响，在出现分娩先兆或临产出现宫缩疼痛后，多数产妇会对分娩过程过于担心。如果第一产程时间较长，产妇精力和体力消耗较大；住院后生活环境发生改变，产妇不能很好进食和休息；加上害怕疼痛、出血、胎儿畸形、难产等，产妇容易产生焦虑、紧张和恐惧心理，影响宫缩和产程进展，有的产妇由此想要剖宫产。应多给予解释、支持和鼓励，告知产妇分娩是一个正常、自然的生理过程，多数产妇具有自然分娩的能力。为了帮助产妇减轻精神负担和分娩疼痛，可选择"导乐陪伴分娩"和"无痛分娩"，给产妇提供良好的住院条件，如家庭式产房，允许有生育经验且富有爱心、同情心、责任心的妇女或家属在产前、产时及产后给予产妇支持和帮助，指导产妇多走动、多变换体位、勤排尿、适当进食补充能量。对疼痛敏感的产妇可选择呼吸调节、按摩、自由体位分娩等非药物性镇痛方法减轻分娩疼痛，严重者可采用药物镇痛。

随着产程的进展，第二产程宫缩增强，宫缩痛频繁，产妇往往更加紧张、恐惧。应一直陪伴产妇，提供必要的生活护理，及时提供产程进展信息，不断安慰、鼓励、支持产妇，缓解产妇紧张、恐惧心理。同时，应指导产妇正确屏气，即一阵宫缩出现时深吸一口气，然后如解大便一样向下屏气，间歇期休息；指导产妇选择最舒适、最有利于用力的体位娩出胎儿。

第三产程是在胎儿娩出后，因分娩的不同体验和产后新生儿性别是否满意、是否安全等原因，产妇会有不同的情绪反应，或情绪激动、兴奋，或沮丧、悲伤。这两种情绪都可以直接通过大脑皮层影响子宫收缩，导致子宫收缩乏力、产后大出血。因此，此期应细心观察产妇的反应，一方面给予子宫收缩剂加强宫缩，预防产后出血。另一方面应根据产后具体情况对产妇进行安慰，避免产妇情绪波动。新生儿情况良好者，可让新生儿与产妇早接触，告诉产妇哺乳方法，鼓励产妇母乳喂养，帮助建立母子情感，消除产妇的紧张心理；如新生儿窒息需要抢救，应及时给产妇做好解释、安慰和情绪疏导工作，同时还应做好家属的思想工作，共同帮助产妇减轻焦虑情绪。

三、异常分娩妇女的身心特点

异常分娩，即难产，系产力、产道、胎儿及精神心理因素四个因素中有一个不正常，或相互间不能适应造成。分娩过程中，各因素之间可以相互影响，如骨盆狭窄和精神心理因素异常可以导致胎位异常和子宫收缩乏力，子宫收缩乏力可以引起胎位异常和产妇精神心理因素异常。而且顺产和难产也可以相互转化，若产程过程中处理不当，可使顺产转变为难产，若处理得当，可使难产转变为顺产。

难产会给母儿造成严重危害，因此，出现难产时应综合考虑，仔细分析四个因素以及它们之间的关系，做出正确的判断和处理，帮助产妇和胎儿安全度过分娩期。

1. **产力异常**　包括子宫收缩力、腹肌、膈肌收缩力和肛提肌收缩力异常。因子宫收缩力为主要产力，因此，一般说产力异常多指子宫收缩力异常。子宫收缩力异常分为子宫收缩乏力和子宫收缩过强，又根据子宫收缩有无节律性、对称性和极性分为协调子宫收缩乏力、协调性子宫收缩过强和不协调性子宫收缩乏力、不协调性子宫收缩过强。以协调性子宫收缩乏力最多见。

协调性子宫收缩乏力在宫缩高峰期子宫不硬，按之有凹陷，可引起产程延长或停滞、胎儿窘迫及产后出血；不协调性宫缩乏力在间歇时子宫不能完全放松，产妇自觉持续腹痛，容易导致肠胀气和尿潴留。协调性宫缩过强在产道无梗阻时容易急产，造成软产道撕裂，产道梗阻则有子宫破裂的危险；不协调性宫缩过强产妇会因持续性腹痛而烦躁不安，会有胎儿窘迫、先兆子宫破裂的危险。出现上述情况都应及时处理，避免母儿损伤。

因产力异常可能引起产后出血，产时胎儿窘迫可能延续导致产后新生儿窒息，所以月子护理人员应给予关注，产后应加强母儿的护理。

产力异常与胎位不正、双胎、羊水过多、精神因素、内分泌失调以及镇静剂、宫缩剂使用不当等有关。因此产前发现有这些影响因素应积极预防，减少产力异常对母儿的不利影响。

2. **产道异常**　产道异常分骨产道异常和软产道异常，以骨产道异常最常见，主要表现为骨产道狭窄。常见的有骨盆入口平面狭窄，如单纯扁平骨盆和佝偻病型扁平骨盆；中骨盆及骨盆出口平面狭窄，如漏斗骨盆和类人猿型骨盆；三个平面均狭窄，如均小骨盆；以及畸形骨盆。

骨盆狭窄会阻碍产程的进展，继发宫缩乏力导致产程延长和停滞。如果产前没有检查出来，产程中没有严密观察、及时处理，则会造成严重梗阻性难产，导致子宫破裂、胎儿窘迫甚至死亡、胎膜早破、脐带脱垂、新生儿产伤及感染的机会亦会增多，严重危害母儿健康甚至生命。

产前骨盆测量可以帮助提前了解骨产道是否有狭窄，分娩时应根据狭窄骨盆类型，结合其他因素综合判断确定分娩方式，对母儿有明显不利影响的可选择剖宫产终止妊娠。产后应根据母儿具体情况加强护理。

3. **胎儿异常**　胎儿异常包括胎位异常及胎儿发育异常。胎位异常是造成难产的常见因素之一，主要的胎位异常类型是头位异常，如持续性枕横或枕后位。常见的胎先露异常是臀先露。

（1）持续性枕横或枕后位：持续性枕横或枕后位时胎先露部不能紧贴子宫下段及子宫颈内口，使子宫收缩乏力，子宫颈扩张缓慢。枕后位因枕骨在骨盆后方持续压迫直肠，产妇会过早出现便意而向下屏气用力，容易导致产妇疲劳、子宫颈前唇水肿和胎头水肿，影响产程进展，使第二产程延长，手术助产的机会增多，常引起胎儿窘迫和新生儿窒息，使围生儿死亡率增高。检查时，持续性枕横位的胎心在脐下偏外侧最清楚，持续性枕后位因胎背伸直，胎胸贴近母体腹壁，胎心也可以在胎儿肢体侧的胎胸部位听到。

持续性枕横或枕后位的发生与骨产道异常、子宫收缩乏力、膀胱充盈等因素有关。因此产前发现有这些影响因素应及时处理。

（2）臀先露：是最常见的胎先露异常类型，占妊娠足月分娩总数的 3%～4%。臀先露分单臀先露、混合臀先露、单足先露和双足先露（图 2-7）。臀先露皆不能紧贴子宫下段和宫颈，使脐带脱垂多见，容易继发性子宫收缩乏力，导致产程延长，使产后出血、产褥感染的机会增多。由于胎头较胎臀大，分娩时后出的胎头不易变形，容易造成后出头困难，胎儿窘迫、新生儿窒息和产伤机会明显增加。检查时宫底部可触及圆而硬、有浮球感的胎头，耻骨联合上方是不规则、软而宽的胎臀，胎心在脐上左（或右）方听得最清楚。

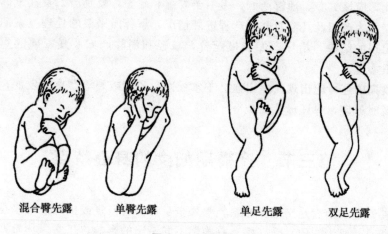

混合臀先露　　单臀先露　　　单足先露　　双足先露

图 2-7　臀先露

臀先露的发生与羊水过多使胎儿在宫腔内活动范围过大，双胎和羊水过少使胎儿宫腔内活动范围过小，以及骨盆狭窄、前置胎盘、巨大儿等有关，应积极预防臀先露的发生。检查已经是臀先露者，可于妊娠 30 周后在医生指导下纠正胎方位，未能纠正者综合臀先露类型、产妇产道情况等，考虑决定经产道助产分娩还是剖宫产。

对于胎位异常的产妇，月子护理人员应根据产妇是否行会阴切开缝合术，有无产后出血、产褥感染，有无新生儿窒息等给予护理。

4. 产妇精神心理因素异常　分娩对孕妇，特别是初产妇而言是一个未知状况。产妇多因无法确定自己能否安全度过分娩期以及无法确保新生儿的健康而担心、焦虑，如果出现异常妊娠、妊娠合并症，或者出现异常分娩情况，产妇的压力更大，紧张、焦虑情绪更甚，甚至产生抑郁、恐惧心理。

紧张和焦虑会引发神经内分泌系统的连锁变化。会激发交感神经系统，使肾上腺素分泌增加，肾上腺素使心跳加快、心排出量增加、血压上升；同时使去甲肾上腺素分泌增加，使周围血管收缩，将血液集中于主要的生命器官。这种作用使子宫的血供减少，胎儿宫内缺氧。焦虑还会使支气管扩张、呼吸加速，以供应更多的氧气；促使肝脏分解肝糖原、释放葡萄糖以满足身体的需要；刺激下丘脑分泌促肾上腺素释放激素，以引发脑垂体释放促肾上腺素，刺激肾上腺皮质释放糖皮质激素，使血糖升高；脑垂体释放抗利尿激素以保留水分，排出钾离子，钾的丢失会减少子宫肌层的活动。长时间或过度的紧张、焦虑会使以上过程持续，使葡萄糖储存更为减少，使子宫缺乏可使用的能量。产妇所经历的紧张、焦虑、恐惧和疼痛会形成一个恶性循环。紧张、焦虑、恐惧会导致对疼痛的阈值降低，疼痛会使产妇压力更大，不断重复上述机制，最终导致子宫收缩乏力、产程延长及胎儿窘迫等异常情况。

因此，应该关心、理解产妇，多给予安慰和疏导，鼓励产妇及其家属表达他们的感受，为产妇及其家属介绍产程进展情况，解释所采取的处理方案的必要性和可能出现的结果，指导产妇积极配合，减轻和消除产妇及其家属的焦虑、抑郁、恐惧心理。

分娩期内还可能出现产后出血、羊水栓塞、子宫破裂等严重并发症，应及时发现、及时处理，保证母儿安全。

第三节　产褥期妇女的身心特点

产褥期是从胎盘娩出至产妇除乳腺外全身各器官恢复或接近正常未孕状态的一段时期，一般为 6 周。受妊娠、分娩期不同情况的影响，正常、异常产褥期妇女身心变化特点有所不同。

一、正常产褥期妇女的身心特点

妊娠、分娩期孕产妇身心都发生了很大的变化，到产褥期，产妇全身各系统逐渐恢复，与妊娠期相同，变化最为明显的也是生殖系统。伴随着新生儿的出生，产妇及其家属还会同时经历心理与社会的适应过程。

(一) 正常产褥期妇女的生理特点

1. 生殖系统　产褥期内生殖系统变化最大的是子宫。

（1）子宫：产褥期内妊娠子宫自胎盘娩出后逐渐恢复至未孕状态，这个过程称子宫复旧，子宫复旧包括子宫体肌纤维缩复、子宫内膜再生和子宫颈复原。

伴随着子宫体肌纤维不断缩复，子宫体逐渐缩小，同时产生宫缩痛（产褥早期因宫缩引起下腹部阵发性剧烈疼痛），约产后 1 周，子宫缩小至约妊娠 12 周大小，在耻骨联合上方刚可扪及；产后 10 日，子宫降至骨盆腔内，腹部检查摸不到子宫底；产后 6 周，子宫恢复至正常未孕时大小。与此同时，子宫内膜开始再生修复，约在产后 3 周，除胎盘剥离面外，子宫腔表面被子宫内膜基底层的再生功能层所覆盖；产后 6 周，子宫内膜完全修复。伴随着子宫内膜的修复，脱落、坏死的子宫蜕膜组织和血液经阴道排出，称为恶露。

子宫颈也开始复原。产后 1 周，子宫颈管壁变厚，子宫颈管外形恢复；产后 10 日，子宫颈内口恢复至未孕状态；产后 4 周，子宫颈完全恢复至正常形态。子宫下段收缩，逐渐恢复至未孕时的子宫峡部。

由于子宫颈外口分娩时多在子宫颈 3 点及 9 点处发生轻度裂伤，初产妇的子宫颈外口会由产前的圆形（未产型），变为产后的"一"字型（已产型）。

（2）阴道：分娩后，产妇阴道腔扩大，阴道壁松弛、肌张力低下、黏膜皱襞减少甚至消失。产褥期内，阴道腔逐渐缩小，阴道壁肌张力逐渐恢复，黏膜皱襞约在产后 3 周重新出现，但不能完全恢复至未孕时状态。

（3）外阴：分娩后外阴轻度水肿，于产后 2～3 日自行消退。若有会阴轻度撕裂或有会阴切开缝合伤口，一般在产后 3～5 日愈合。分娩时处女膜撕裂，产后形成残缺不全的处女膜痕。

（4）盆底组织：因分娩时胎儿先露部长时间压迫过度伸展等原因，盆底肌及其筋膜弹性减弱，甚至伴有肌纤维部分撕裂，难以在产褥期内自行恢复。没有严重损伤的产妇，如果产褥期能坚持产后康复锻炼，盆底肌可逐渐恢复至接近正常未孕状态。如盆底肌及其筋膜发生严重的撕裂造成骨盆底松弛，产褥期再过早参加重体力劳动或剧烈运动等，则可导致阴道壁膨出，甚至子宫脱垂。

2. 乳房　产后乳房的主要变化是泌乳。随着胎盘的剥离、排出，产妇血中的胎盘生乳素、雌激素、孕激素迅速下降，对垂体催乳素的抑制功能解除，产妇开始泌乳。此后，乳汁的分泌主要依赖于哺乳时的吸吮刺激。当婴儿吸吮乳头时，乳头的感觉信号会传入下丘脑，使垂体催乳素呈脉冲式释放，促进乳汁分泌。同时，吸吮动作还反射性地引起神经垂体释放催产素，催产素使乳腺腺泡周围的肌上皮细胞收缩喷出乳汁。因此，吸吮是保持不断泌乳的关键。此外，不断排空乳房以及产妇的营养、睡眠、情绪、健康状况也与乳汁的分泌密切相关。由于多数药物可经母血渗入乳汁中，故产妇哺乳期用药时应慎重，需考虑药物对婴儿有无不良影响。

3. 血液、循环系统　产褥早期血液仍处于高凝状态，可减少产后出血量，产后2~4周恢复正常。产后红细胞计数及血红蛋白值增高，白细胞总数增加可达（15~30）×10⁹/L，中性粒细胞和血小板数增多，淋巴细胞稍减少，一般于产后1~2周恢复至正常水平。红细胞沉降率于产后3~4周降至正常。

产后最初3日，尤其是24小时内，由于子宫缩复及子宫胎盘循环的停止，大量血液从子宫流向体循环，同时大量的组织间液回吸收，使产妇循环血量增加15%~25%，心脏负担加重，心脏病产妇此时极易发生心力衰竭。循环血量于产后2~3周恢复至未孕状态。

4. 消化系统　妊娠期妇女胃肠肌张力及蠕动减弱，胃酸分泌减少，产后需1~2周恢复。产妇腹肌、盆底肌松弛，产后长时间卧床少动，使肠蠕动减弱，容易发生肠胀气和便秘。由于分娩时能量消耗和体液大量流失，产妇产后1~2日往往食欲减退，常感到口渴，喜进流质或半流饮食。

5. 泌尿系统　妊娠期体内潴留的大量水分产后主要通过肾脏随尿排出，使产后最初1周尿量增多。但由于分娩过程中膀胱受压使膀胱黏膜水肿、充血、肌张力降低，或因为会阴伤口疼痛、不习惯床上排尿及局部神经阻滞麻醉等原因，产妇常发生排尿困难，容易发生尿潴留。

6. 内分泌系统　产后雌、孕激素水平急剧下降，于产后1周恢复至未孕时水平。胎盘催乳素于产后6小时不能测出。垂体催乳素水平因是否哺乳而不同，哺乳者于产后下降，但仍高于非孕时水平；不哺乳者则于产后2周降至非孕时水平。

产褥期恢复排卵的时间与月经复潮的时间因人而异，亦受哺乳的影响。一般不哺乳产妇在产后6~10周月经复潮，10周左右恢复排卵。哺乳产妇月经复潮时间延迟，有的产妇整个哺乳期月经不来潮，一般平均在产后4~6个月恢复排卵。哺乳产妇月经来潮前有受孕可能。

7. 腹壁　产后妇女腹壁明显松弛，与妊娠期子宫明显增大、腹壁部分弹力纤维断裂、腹直肌呈不同程度分离有关，在产后6~8周恢复近未孕状态。妊娠期出现的下腹正中线色素沉着在产后逐渐消退。初产妇腹部紫红色妊娠纹变为永久的银白色妊娠纹。

8. 体重　产后由于胎儿、胎盘娩出，羊水流失及产时失血，产妇体重约减轻6公斤。产后第1周，因为子宫复旧，恶露、汗液及尿液的大量排出，体重又下降4公斤左右。

9. 褥汗　产褥早期，产妇皮肤排泄功能旺盛，排出大量组织间液，故产妇汗多。以初醒、睡眠时更加明显，一般于产后1周左右自行好转，属正常生理现象。

10. 生命体征　产后产妇的体温多数在正常范围内，24小时内稍有升高，一般不超过38℃。可能与产程中过度疲劳、产程延长或机体脱水有关。体温超过

38 ℃应考虑感染的可能。产后 3～4 日因乳房血管、淋巴管极度充盈也可有 37.8～39 ℃发热，称泌乳热，一般持续 4～16 小时后降至正常。产后脉搏略缓慢，60～70 次/分，约于产后 1 周恢复正常，与子宫胎盘循环停止及卧床休息等因素有关。因产后腹压降低，膈肌下降，产妇由妊娠期的胸式呼吸变为胸腹式呼吸，呼吸深慢，14～16 次/分。血压在产褥期平稳，无明显变化。

（二）正常产褥期妇女的心理特点

产褥期产妇由于分娩的疼痛不适，分娩过程异常，分娩前后体内激素水平的急剧变化，丈夫及家属的情感和物质支持，家庭经济状况，准妈妈到母亲角色的转换以及受新生儿健康、外貌及性别因素影响等原因，会产生复杂的心理状态，往往情绪不稳定，表现为或情绪高涨，高兴、兴奋，或情绪压抑，抑郁、哭泣。容易出现心理问题。

产妇的心理变化还与产妇的年龄有关，年龄较小者（＜16 岁），由于生理、心理发展尚未成熟，心理适应能力较差。年龄较大者（＞35 岁），往往有疲劳感，可能在事业和母亲的角色上面临更多的冲突。

因此，产后给产妇及时提供心理指导和帮助、支持十分重要。如果能及时帮助产妇护理和喂养自己的孩子，并让其丈夫及家人参与，能提高产妇的自信心和自尊感，促进其接纳孩子、接纳自己，预防产后心理问题。对于已经出现产后心理问题者应及时发现，准确判断，积极采取有效的措施，促进产妇的心理健康。

二、异常产褥妇女的身心特点

（一）产褥感染

是指分娩时及产褥期，产妇生殖道受病原体感染，引起局部和全身的炎性变化。产褥期内需要注意产褥感染与产褥病率的区别。产褥病率是指分娩 24 小时以后至 10 日内用口表每日给产妇测量 4 次，体温有 2 次达到或超过 38 ℃者，除生殖道感染外，还包括泌尿系统、呼吸系统及乳腺的感染等。

产褥感染由于感染部位、感染程度和病情扩散范围不同，临床特点也不同。主要有：

1. **急性外阴、阴道、宫颈炎**　外阴感染主要表现为会阴裂伤或会阴切开缝合伤口感染，局部红肿、疼痛、灼热、压痛、硬结，或有脓性分泌物，甚至伤口裂开，可伴有低热。阴道、子宫颈感染表现为黏膜充血、溃疡、脓性分泌物增多，可引起盆腔结缔组织炎，产妇可伴有轻度发热、畏寒、脉速等全身症状。

2. **急性子宫内膜炎、子宫肌炎**　最为常见。病原体经胎盘剥离面侵入子宫蜕膜层，称子宫内膜炎；侵入子宫肌层，称子宫肌炎。两者常伴发。轻者表现为低热、恶露量多，有臭味，下腹疼痛、宫底压痛等。重者表现寒战、高热、头痛、心率增快、下腹压痛，子宫复旧差，恶露增多，有臭味，白细胞增多等。

3. **急性盆腔结缔组织炎、急性输卵管炎** 病原体经淋巴或血液扩散到宫旁组织可引起盆腔结缔组织炎。累及输卵管时可引起输卵管炎，严重者扩散至整个盆腔，形成"冰冻骨盆"。产妇出现持续高热，寒战、子宫复旧差，单侧或双侧下腹部疼痛和压痛等，积脓时可在下腹部扪及边界不清的包块。

4. **急性盆腔腹膜炎及弥漫性腹膜炎** 炎症累及腹膜时可引起盆腔腹膜炎，进一步扩散至腹腔则引起弥漫性腹膜炎。产妇可出现全身症状及腹膜炎症状和体征，如高热、恶心、呕吐、腹胀、全腹压痛、反跳痛等。如果脓肿波及肛管及膀胱可有腹泻、里急后重和排尿困难。这一阶段如不彻底治疗可转变为慢性盆腔炎。

5. **血栓性静脉炎** 血栓性静脉炎是由胎盘剥离处的感染性栓子，经血行播散引起。临床表现随静脉血栓形成的部位不同而有所不同。具体见产后血栓栓塞性疾病。

6. **脓毒血症及败血症** 感染血栓脱落进入血液循环可引起脓毒血症（指化脓性病原菌侵入血流并在其中大量地繁殖，并随血流向全身扩散，在组织器官引起新的多发性化脓性病灶），出现肺、脑、肾脓肿或肺栓塞。细菌大量侵入血液循环并繁殖可引起败血症（是指致病细菌侵入血液循环中生长繁殖引起的急性全身性感染），表现为高热、寒战、脉细数、血压下降、呼吸急促、尿量减少等，可危及生命。多采取支持治疗提高产妇全身体抗力，同时抗感染处理。

产褥感染与产妇生殖道和全身抵抗力下降有关。常见的病因有：分娩使女性生殖道的自然防御功能降低，产妇伴有孕期贫血、营养不良、体质虚弱、胎膜早破、产程延长、产道损伤、产后出血以及妊娠晚期性生活等。

导致产褥感染的病原体既有需氧菌，也有厌氧菌。淋病奈瑟菌及许多非致病菌在特定的环境下也可以致病。

感染的途径有内源性感染和外源性感染两种，内源性感染指正常产妇生殖道或其他部位寄生的平时不致病的病原体，在产妇生殖道和全身抵抗力下降时引起的感染；外源性感染是指外界的病原体侵入人生殖道而引起的感染，常因被污染的衣物、用具、各种手术诊疗器械等接触患者后造成感染。临近预产期性交及产褥期不注意卫生亦是导致感染的原因。

产褥感染妇女因担心感染和产伤等异常情况是否能正常恢复，较正常产褥期妇女更容易出现焦虑、抑郁等心理问题。

（二）晚期产后出血

是指分娩 24 小时后，在产褥期内发生的子宫大量出血。多出现在产后 1～2 周，可表现为或持续、或间断的少量或多量阴道流血，亦可表现为突然大量流血，产妇多伴有寒战、低热，失血过多可导致贫血和休克。

晚期产后出血与胎盘、胎膜、蜕膜残留，子宫胎盘附着面复旧不全，产褥感染，剖宫产术后子宫切口裂开等因素有关。胎盘、胎膜残留为阴道分娩产妇晚期产后出血最主要的原因，阴道流血多发生在产后 10 日；子宫胎盘附着面复旧不全常发生在产后 2 周，可突然大量流血也可反复多次流血；剖宫产子宫切口裂导致的阴道流血多在术后 2～3 周，表现为子宫突然大量出血甚至导致休克。根据病因和病情严重程度的不同处理方案不同，应及时送医院处理。

产褥期内再次出现阴道流血，会使产妇及其家属感到担心，出现焦虑甚至恐惧心理。

（三）尿路感染

尿路感染是产褥期妇女的常见病，细菌多由尿道外口侵入，上行至膀胱、输尿管、肾盂、肾盏，引起膀胱炎、急性肾盂肾炎，多在产后 2～3 天出现，典型的表现是出现尿路刺激症状，如尿频、尿急、尿痛、排尿困难，以及膀胱局部压痛、低热或寒战、高热（体温可达 39℃ 以上）、肾区叩击痛等。一般用广谱抗生素抗感染治疗，同时保证液体摄入量以冲刷膀胱与尿道。

产后尿路感染主要与膀胱在分娩过程中受压充血、水肿；产时、产后尿多；过多阴道检查未严格无菌操作；产后尿潴留；女性生殖道短而直；尿道外口与肛门、阴道口毗邻；产妇产后全身抵抗力下降等有关。

尿路感染的不适给产妇增添了新的困扰，会诱发或加重产妇的不良情绪，产妇出现心理问题的可能性增加。

（四）急性乳腺炎

产褥期急性乳腺炎是因为产后乳汁流出不畅，细菌感染引起的乳腺急性化脓性炎症。多见于初产妇，常单侧发病。哺乳期均可发生，以产后 3～4 周最多见。发病初期表现为乳头皲裂、疼痛，哺乳时加重，产妇因疼痛拒绝哺乳导致乳汁淤积，使乳房胀痛，局部红肿、压痛，如处理不及时感染扩散，逐渐发展可形成脓肿，伴高热、寒战等全身症状，严重者可并发脓毒血症。一旦明确诊断应及时排空乳汁、控制感染，严重者需手术切开排脓处理。

产褥期急性乳腺炎的致病菌多为金黄色葡萄球菌，其发病与乳头皲裂、乳汁排空不完全、乳腺管不通导致乳汁淤积继发细菌感染有关。

产妇因乳房疼痛不适或不能哺乳多会产生紧张、焦虑心理。

（五）静脉血栓栓塞性疾病

产褥期常出现的静脉血栓栓塞性疾病有血栓性静脉炎和肺栓塞。血栓性静脉炎根据栓塞部位不同临床表现不同，发生在浅静脉的栓塞局部症状比较明显，常表现为局部红、肿、热、痛，检查时静脉呈索条状，有压痛，2～4 周疼痛症状减轻或消失；深静脉血栓常位于左下肢，从小腿开始逐渐累及大腿，表现为局部疼痛和压痛；盆腔血栓常出现在产褥感染后，病变以单侧为多，表现为体温升高、脉搏增快，累及卵巢者多在产后 2～5 天突然下腹疼痛，累及髂静脉者下肢持续疼痛，局部压痛，因血栓导致血液回流受阻，容易引起下肢水肿，皮肤发白，习称"股白肿"，多在产后 2 周后发病。确诊后可用抗凝药物肝素等治疗。

产后血栓栓塞性疾病的发生与妊娠期血容量增加，血液流速减慢，晚孕增大的子宫压迫下腔静脉，导致血液回流受阻，下腔静脉压力增高、静脉内膜受损有关；也与妊娠、产褥期血液高凝状态、剖宫产手术麻醉及术后卧床等有关。

血栓栓塞性疾病引起局部的疼痛不适不仅给产妇产褥期活动带来不便，也会引发或加重产妇的不良情绪，使产妇出现心理问题的可能性增加。

（六）产褥期抑郁症

是指产妇产褥期出现的抑郁症状，是产褥期精神综合征中最常见的一种类型。通常在产后 2 周内出现症状，严重的可持续 1～2 年。主要临床特点如下。

（1）出现情绪的改变：表现为持续性的、严重的情绪低落，易流泪、哭泣。

（2）出现认知的改变：对生活缺乏兴趣，常自卑、自责，思维缓慢，甚至悲观、厌世。

（3）意志与行为改变：表现为产妇意志活动减低，行为被动。

（4）多伴有失眠、头痛、头晕等一系列躯体症状。严重者失去生活自理和照顾新生儿的能力，甚至出现伤害自己和新生儿的行为。产褥期抑郁症严重影响产妇的生活质量，需及时发现、及时处理。

产褥期抑郁症目前多采用美国精神病学会（1994）《精神疾病的诊断和统计手册》（第 4 版）中"产褥期抑郁症的诊断标准"进行诊断（表 2－2）。

表 2－2　产褥期抑郁症的诊断标准

1. 在产后 2 周内出现下列 5 条或 5 条以上的症状，必须具备（1）（2）两条
（1）情绪抑郁
（2）对全部或多数活动明显缺乏兴趣或愉悦
（3）体重显著下降或增加
（4）失眠或睡眠过度
（5）精神运动性兴奋或阻滞
（6）疲劳或乏力
（7）遇事均感毫无意义或有自罪感
（8）思维能力减退或注意力不集中
（9）反复出现想死亡的想法
2. 在产后 4 周内发病

产褥期抑郁症的发病原因比较复杂，往往由生理、心理、家庭与社会等多方面因素造成。

1. 生理因素　产后产妇体内激素水平发生很大变化，雌、孕激素水平急剧下降，影响产妇体内的神经递质，可引起产褥期抑郁症。

2. **心理因素**　与产妇本身个性特质有关，内向、情绪不稳定、社交能力差、神经质个性特点的人容易出现产褥期抑郁症，也与初产妇缺乏分娩知识，对承担母亲角色不适应，对异常分娩、新生儿缺陷甚至死亡缺乏心理准备有关。

3. **家庭、社会因素**　家庭成员，尤其是丈夫的支持与帮助对产妇尤其重要。家庭不和睦、家庭经济困难、居住环境恶劣等生活不良事件越多，产褥期抑郁症的可能性越大。

4. **遗传因素**　是产后精神心理障碍的潜在因素，有精神病家族史特别是有家族抑郁症病史的产妇，产褥期抑郁症的发病率高。

5. **妊娠、分娩因素**　异常妊娠、分娩史，包括产时、产后的并发症、难产、滞产、手术产等均可给产妇带来紧张与恐惧心理，导致应激反应增强，会增加产褥期抑郁症发生的可能性。

6. **异常产褥**　包括以上产褥感染、晚期产后出血、产后尿路感染、产后血栓栓塞性疾病等各种异常产褥，会增加产后精神心理问题出现的概率，使产褥期抑郁症发生的可能性增加。

第三章 产褥期妇女的护理

经历了妊娠的辛苦、分娩的阵痛，异常妊娠、分娩对母儿不良影响的困扰，分娩后产妇多比较疲乏、虚弱。胎儿出生后，产妇不仅要调整和适应自己的身心变化，还要照顾嗷嗷待哺的新生儿，容易导致身心疲惫。因此，需要有月子护理人员提供生活照顾和专业护理，使产妇顺利度过产褥期，促进新生儿健康发育。

产褥期妇女护理包括产妇产后 2 小时产房护理、产褥期日常护理及产褥期疾病的预防和护理。随着现代年轻父母对家庭成员身心健康的重视，哺乳产妇还应注意产褥期营养与膳食的特殊要求，同时应掌握正确的母乳喂养方法，学会科学的产后形体锻炼和心理调适方法。

第一节 产褥期妇女产房护理

产后 2 小时，有学者称之为第四产程，是产后出血的多发期，也是妊娠合并心脏病产妇产后心力衰竭的好发期，妊娠期高血压产妇需要预防产后子痫的出现，所以此期一般让产妇留在产房观察。观察的主要内容有：

1. 生命体征

（1）体温：产后产妇的体温多数在正常范围内，如果产程中过度疲劳、产程延长或机体脱水，体温可稍有升高，一般不超过 38 ℃。如果体温超过 38 ℃，应考虑感染的可能。

（2）脉搏：与子宫胎盘循环停止及卧床休息等因素有关，产后产妇脉搏略缓慢，为 60～70 次/分。如果脉搏过快，同时伴血压下降，要警惕产后出血。如果休息时心率也超过 110 次/分，应观察有无轻微活动后心慌、胸闷的表现，警惕早期心衰的可能，并给予及时处理。

（3）呼吸：产后腹压降低，膈肌下降，产妇由妊娠期的胸式呼吸变为胸腹式呼吸，呼吸深慢，为 14～16 次/分。如果出现夜间胸闷而需端坐呼吸，或需到窗口呼吸新鲜空气，应警惕有心衰可能，需及时告知医生，及时处理。

（4）血压：血压在产褥期平稳，无明显变化。如果血压下降应警惕产后出血，如果血压下降的同时产妇有肛门坠胀、便意，应检查阴道后壁有无血肿，有血肿应及时处理。妊娠期高血压患者因胎儿、胎盘娩出，产时出血及麻醉药物的作用，使腹压骤降血液涌向腹腔内脏，体循环血量减少，血压会有暂时的下降，随着产妇一般情况的改善及麻醉药物作用的消失，血压会逐渐升高，应注意观察，及时调整降压解痉药物，警惕产后子痫的发生。

2. **子宫收缩**　为了避免子宫收缩不良导致产后出血，需在胎儿娩出即刻、30 分钟、1 小时、2 小时各观察 1 次子宫收缩，每次观察均应按压子宫底，排出积血，以免血块积压影响子宫收缩。观察的内容包括子宫底高度、子宫软硬度和子宫轮廓，如果子宫圆而硬，子宫轮廓清楚，子宫底下降，提示子宫收缩良好；如果子宫软、轮廓不清、子宫底不下降反而上升、阴道流血增多，提示子宫收缩不良，需按摩子宫，促进子宫收缩，或遵医嘱用缩宫素治疗。

3. **阴道流血**　产后阴道出血量可根据称重法、面积法、容积法来估计。一般胎儿娩出后在产妇臀下放一只弯盆收集阴道流血，或用可以称重的护垫估计。若产时出血≥300 mL，产后 2 小时出血≥100 mL，产后 2～24 小时出血＞100 mL 为异常，剖宫产术 24 小时内出血超过 1 000 mL 要及时寻找出血原因，准确估计出血量，积极给予有效的处理。

4. **膀胱**　主要观察膀胱是否充盈，如果充盈会影响子宫收缩，使产后出血增加，因此产后 2 小时应督促产妇排尿。

5. **会阴伤口**　观察会阴伤口是否有渗血，如果切口渗血且不凝固，应注意有无其他部位出血不凝的现象，警惕播散性血管内凝血（DIC）。受产时胎头压迫、会阴保护过度、会阴缝合时间过长和针距过密等因素影响，产后会阴血流不畅，组织液渗透到皮下疏松结缔组织，容易导致会阴局部水肿、疼痛、瘀青现象，可考虑用冰敷的方法使局部血管收缩，减少液体外渗，达到有效止血、促进伤口愈合的目的。

此外，要鼓励产妇尽早哺乳（即早接触、早吸吮）。一般在胎儿娩出 30 分钟内开始哺乳，新生儿吮吸产妇乳头可以刺激乳汁分泌，促进子宫收缩，减少产后出血量，也可以尽早培养母儿感情。同时应密切观察新生儿状况，保证母儿安全。

第二节　产褥期妇女日常保健

一、休养环境

给产妇提供一个安静、舒适、干净的休养环境。病房或居室应保持空气清新，通风良好，天气晴朗无风时可打开门窗，使空气对流。一般每日 1～2 次，每次 15～20 分钟，但应避免穿堂风。夏天天气炎热时，电风扇和空调风不宜对着产妇直吹，以免产妇着凉感冒。室温应保持在 22～26 ℃，相对湿度保持在 45%～60%，可以用冷暖空调调节室温，用加湿器或室内放一盆水来调节空气湿度；室内保持安静的同时可以根据产妇的喜好播放柔和的音乐，使产妇心情愉快。床保持干净、整齐，及时更换床单。产妇修养的房间不宜摆放过多花卉，以免引起产妇和新生儿过敏，产妇也不宜在家中豢养宠物。

二、休息与活动

充足的睡眠有利于产妇的恢复。产后第一天，经历分娩不久的产妇要开始哺乳和护理新生儿，产妇常感到非常疲劳，需要充分的睡眠或休息来恢复精神和体力；此后，由于照顾新生儿劳累疲乏及产后身心放松等原因，产妇一般睡眠时间也较普通人长，每日约需 10 小时以上，应告知家人及月子护理人员照顾好新生儿，尽量不打扰产妇休息，保证产妇有足够的睡眠时间，促进产妇身体恢复。产妇睡卧时应避免长时间采用平卧位，以免子宫后屈和产后腰痛，可适当侧卧、俯卧、变换体位。白天在床上休息时建议采用半卧位，使膈肌下降，有利于子宫恢复到原来的位置，同时促进恶露及时排出。

自然分娩产妇产后 6～12 小时即可起床轻微活动，产后第 2 天可在室内随意走动。产妇产后尽早下床活动有利于子宫恢复、恶露排出和大小便通畅，可以增强食欲，预防下肢静脉血栓形成，促进盆底肌肉张力恢复。由于产妇产后盆底肌肉松弛，应避免负重劳动或蹲位活动，防止子宫脱垂。

三、饮食

为了补充分娩过程中的体力消耗，促进产妇各器官的正常恢复和损伤组织的修复，提高产妇机体抗病能力，满足产妇及新生儿营养需求，产妇的饮食应科学合理。此外，受不同的分娩方式，分娩中体力消耗，产时、产后失血以及各种异常妊娠、分娩等因素的影响，产妇产后的饮食安排有所不同。

1. 自然分娩产妇 自然分娩对产妇机体影响相对较小，一般分娩后 1 小时产妇就可以进流质食物或清淡半流饮食，如红糖水、粥、汤面，以后根据产妇具体情况逐渐过渡到普通饮食。

知识链接

自然分娩产妇产后第 1 日食谱（以清淡温热为宜）

早餐：小米红糖粥 1 碗，鸡蛋 1～2 个。

加餐（根据产妇情况选择）：蛋糕 50 g，牛奶 1 杯。

午餐：米饭 100 g，素炒青菜（青菜 100 g），什菌汤 1 碗。

加餐：花生红枣小米粥1碗或生化汤1碗。

晚餐：花卷100g，蔬菜汤1碗，清炒黄豆芽（黄豆芽100克）。

加餐：薏仁红枣百合汤1碗。

2. 会阴撕裂产妇 轻度撕裂及时缝合者饮食同自然分娩，若撕裂到肛门外括约肌，应进无渣饮食5日，并于5日后口服缓泻剂，根据撕裂后恢复情况逐渐过渡到半流饮食、普通饮食。

3. 剖宫产产妇 剖宫产术后一般6小时内禁食，以防肠胀气。产后第1天可以进流质饮食，如米汤、面汤、鱼汤、瘦肉汤，有肠蠕动时进促进排气的萝卜汤，可以减少腹胀。不能进产气多的食物，如糖类、牛奶、豆浆等，以防肠胀气加重。产妇排气后饮食可改为半流质饮食，食物应富有营养、容易消化，可选择面条、粥、蛋汤等，以后根据产妇体质恢复情况逐渐过渡到产后普通饮食。

知识链接

剖宫产产妇产后第1日食谱（以进流食为宜）

早餐：红糖桂圆小米粥1碗。

午餐：紫米粥1碗。

加餐：萝卜汤1碗。

晚餐：西红柿面片汤适量。

加餐：藕粉1碗。

产后普通饮食应注意品种多样、荤素搭配、粗细搭配、富含营养，且清淡爽口、多汤、容易吸收。避免进食辛、辣、刺激性食物。

此外，如果产妇在分娩中失血较多，需要补充造血所需要的富含蛋白质和铁的食物。我国传统产妇膳食多强调动物性食物的摄入，忽视蔬菜和水果的作用，容易造成维生素C和膳食纤维的不足，因此，在生活水平已经普遍提高的情况下，产妇膳食更应强调营养均衡、科学合理。哺乳产妇营养与膳食见本章第三节。

四、大小便

便秘和尿潴留是产妇常见的问题。产妇因卧床少动、进食较少，食物中缺乏维生素以及肠蠕动减弱等原因，在产后1～2日多不排大便，要注意是否有产后肠胀气及便秘。为预防便秘，可以鼓励产妇养成定时排便习惯，多饮水，多吃蔬菜和水果，避免吃油腻、辛辣的食物，鼓励产妇早日下床活动，做产后保健操，以保持大便通畅。

产后由于尿多、产妇不习惯床上小便等原因，容易出现产后尿潴留，所以一般产后4小时内要鼓励产妇及时排尿，预防产后尿潴留的发生。同时避免充盈的膀胱影响子宫收缩，导致产后出血。

五、生命体征

产妇在医院期间一般每天测体温、脉搏、呼吸及血压 2 次，如体温超过 38 ℃、尿少，或脉搏、血压异常，应引起重视，积极查找原因，及时报告医生早做处理。出院后的日常护理中也需要留心观察，以便及时发现产褥感染、晚期产后出血等产褥期并发症。

六、个人卫生

指导产妇饭前、便后、哺乳前洗手；勤换衣裤、会阴垫和床单，防止感染；产褥早期，皮肤排泄功能旺盛，排出大量的汗液（褥汗），应及时用热毛巾擦浴，及时更换衣服。自然分娩、无会阴切开伤口、产妇体质许可者产后当天即可淋浴，一般每日 1～2 次，每次 10～20 分钟，室温一般 26～32 ℃，水温 39～41 ℃，沐浴时间不宜过长，避免虚脱等意外发生，沐浴后应注意保暖，头发及时擦干，以防感冒。建议用软毛牙刷刷牙，温开水漱洗。

产后恶露容易造成外阴污染，因此，应指导产妇于每次大小便后清洁外阴，勤换会阴垫，每日用 1:5 000 高锰酸钾溶液或 0.2% 新洁尔灭溶液擦洗外阴 2 次，以保持外阴清洁干燥。外阴擦洗的顺序建议由上到下、从内到外，会阴切口由内而外单独擦洗，防止污染切口，避免人为造成感染。

七、衣着

产妇衣服宜宽松、舒适，内衣穿棉制品。胸罩最好前扣，上衣宜选择开衫，以方便哺乳。此外，应指导产妇注意根据天气冷暖增减衣服，防止中暑或受凉。

八、子宫复旧护理

可通过检查了解产妇子宫复旧情况，正常情况下每日应在同一时间检查。检查时嘱产妇排尿后平卧，双膝稍屈曲，腹部放松，解开会阴垫（注意遮挡及保暖）。先按摩子宫使其收缩，再测耻骨联合上缘至子宫底的距离。正常子宫圆而硬，位于腹部中央，产后当日，子宫底平脐或脐下一横指，以后每日下降 1～2 cm，产后 10 日降入盆腔，在耻骨联合上方扪不到子宫底。如果子宫质地软，不能如期下降应考虑有产后子宫收缩乏力可能，应按摩子宫，按医嘱给予子宫收缩剂；如果子宫偏向一侧，应注意是否有膀胱充盈，有膀胱充盈应及时排空，促进子宫收缩。此外，产后当日应禁止用热水袋外敷止痛，以免子宫出血过多。

产后排出的恶露，根据其颜色及性状分为 3 种，即血性恶露、浆液恶露和白色恶露，血性恶露多在产后最初 3～4 日，颜色鲜红，含血量比较多，有时有小血块，有少量胎膜及坏死蜕膜组织；浆液恶露多于产后 4 日出现，持续约 10 日，色淡红似浆液，含少量血液和较多的坏死蜕膜组织、宫颈黏液、阴道排液及细菌等；白色恶露出现于产后 10 日，持续约 3 周干净，色泽较白、黏稠，含大量白细胞、坏死蜕膜组织、表皮细胞及细菌。

恶露通常可在按压子宫底的同时进行观察，注意恶露的量、颜色及气味。正常恶露有血腥味，无臭味，持续 4～6 周干净，总量为 250～500 mL，个体差异较大。如阴道流血量多或血块大于 1 cm，往往提示子宫收缩乏力或胎盘胎膜残留导致的产后出血，最好用弯盆放于产妇臀下，以准确评估出血量；如阴道流血量不多，子宫收缩不良、子宫底上升者，应考虑宫腔内有积血；如产妇自觉肛门坠胀感，应注意阴道后壁有无血肿；子宫收缩好，但有鲜红色恶露持续流出，提示多有软产道损伤；恶露有臭味，提示有宫腔感染的可能。应针对不同的病因配合医生积极处理。

九、宫缩痛护理

宫缩痛是正常生理表现，一般于产后 1～2 日出现，疼痛时腹部可触及球形、硬如板状的宫体，持续 2～3 日自然消失。经产妇比初产妇多见。哺乳时，反射性缩宫素分泌增加可加重疼痛。一般不需处理，疼痛加重时可采用按摩法减轻疼痛，自然分娩者可用手掌稍施力环形按摩子宫，当疼痛难以忍受影响休息或睡眠时，应及时到医院就诊，遵医嘱选用对新生儿无影响的止痛药止痛。睡姿改变为侧卧或俯卧可减轻疼痛。

十、腰痛护理

与怀孕时骨盆韧带松弛、产后不注意休息，弯腰照顾婴儿、哺乳姿势不当、过早穿高跟鞋等有关。嘱产妇注意休息、正确哺乳、避免经常弯腰或久站久蹲，经常活动腰部，注意腰部保暖，避免过早穿高跟鞋。

十一、乳房护理

乳房应保持清洁，经常擦洗。分娩后第 1 次哺乳前，应将乳房、乳头用温开水洗净，以后每次哺乳前均用温开水擦洗乳房及乳头，勿用碱性肥皂及酒精等擦洗，以免引起局部皮肤干燥、皲裂。乳头处如有痂垢应先用油脂，如食用植物油，浸软后再用温水洗净。每次哺乳前柔和地按摩乳房，刺激泌乳反射。哺乳时应让新生儿吸空乳房，如新生儿吸不完，应将剩余的乳汁挤出或用吸乳器吸出，以免乳汁淤积影响乳汁分泌，同时可预防乳腺管阻塞及两侧乳房大小不一等情况。如新生儿吸吮不成功，可指导产妇挤出乳汁喂养。

哺乳期乳罩应使用棉质品，大小需适中，避免过松或过紧。

十二、会阴切口护理

经阴道分娩行会阴切开缝合手术者，一般产后切口会有轻度水肿，在产后2～3日或拆线后症状自行消退。如果会阴部切口出现疼痛加重、局部红肿、硬结及分泌物，应考虑会阴伤口感染。

因此，产后应每日观察切口有无渗血、血肿、红肿、硬结及分泌物，并嘱产妇向会阴切口对侧卧。每日外阴擦洗时会阴切口单独擦洗，勤换会阴垫，防止感染。会阴部水肿严重者，可用50％硫酸镁湿热敷；有血肿者，小的可用红外线照射外阴，大的应配合医生切开处理；有硬结者，用大黄、芒硝外敷或用95％酒精湿热敷；切口疼痛可指导产妇坐起前先缩紧臀部肌肉，卧位时多取侧卧位，还可以用温开水冲洗减轻疼痛；切口疼痛剧烈或产妇有肛门坠胀感时，应及时报告医生，以排除阴道壁及会阴部血肿。如伤口感染，应提前拆线引流，并定时换药。切口愈合不佳者，在产后7～10日用1∶5 000高锰酸钾溶液坐浴，一般每日2次。

会阴切口一般3～5日愈合拆线。因此，未拆线前下床活动幅度不宜过大，平时膳食中要有蔬菜和水果，多饮水，保持大便通畅，避免用力向下屏气，以防切口裂开。疼痛时可在医生指导下用止痛药或冰块来缓解疼痛。淋浴一般要等会阴切口愈合以后。

十三、剖宫产切口护理

产后每日观察切口有无渗血、红肿、硬结，出现异常及时告知医生处理。剖宫产切口一般在5～7日愈合，应保持切口及周围皮肤的清洁，保护好切口的刀痂，休息时最好采取侧卧微屈曲位，活动不宜过多，未拆线前下床或活动时应带上腹带保护切口，拆线后伤口不痛才能正式进行产后锻炼，但应避免幅度过大。剖宫产产妇淋浴要等切口愈合以后，满月后才可以泡澡，由于产后褥汗多，切口愈合前可用热毛巾擦浴，可早上、中午、晚上各一次，寒冷时一日一次。

剖宫产产妇由于卧床时间较多、腹部不敢用力及剖宫产拔导尿管后尿道不适、术后镇痛等原因，较自然分娩产妇更容易造成肠胀气、便秘和尿潴留，因此，术后应鼓励产妇多做翻身动作，尿管拔出后尽早下床活动、自解小便。适当采取半卧位休息，以利于恶露排出。

> **知识链接**
>
> ### 产后腹带的使用
>
> 为了促进伤口的愈合，剖宫产的产妇一般在术后7日内用腹带包裹腹部，但腹部伤口拆线后不宜长期使用腹带。长期束腹会造成产妇腹压增高，容易引起子宫脱垂、阴道前后壁膨出、下肢静脉曲张、痔疮，甚至诱发妇科疾病，同时会使肠道受到较大压力，使肠蠕动减慢，导致食欲减退或便秘。

十四、乳汁不足护理

指产后乳汁少不能满足新生儿需求。乳汁分泌不足除与产妇乳腺发育有关外，还与产妇的营养、睡眠、情绪、健康状况及产后最初几天没有进行有效的吸吮，哺乳次数少有关。多发生在产后数天到半个月内，也有发生于整个哺乳期。应指导产妇早哺乳，增加哺乳次数让新生儿多吸吮，掌握正确的哺乳方法，避免乳头损伤，保持充足的睡眠，合理膳食，多进汤类食物，鼓励产妇树立信心。此外，可选用以下方法催乳。

1. **药膳催乳** 催乳的药膳有很多，猪骨1只，通草2.4 g煮汤，每日1剂，两次喝完，连服3~5日。药膳催乳将药物与食材相结合，既美味，又可改善乳汁不足。

2. **中药催乳** 如服用下乳涌泉散或通乳丹催乳。

3. **针刺穴位催奶** 如针刺膻中（两乳中间）、少泽（小拇指指甲根外下方0.1寸）等穴位。

4. **按摩催奶** 近年来比较流行的一种催乳方式，按摩手法有很多，多采用点、按、揉、拿等手法通络舒筋、理气活血，促进局部的血液循环，以促进乳汁的分泌。

知识链接

按摩催奶的方法

1. 按摩乳头、乳房法

（1）按摩前，先热敷乳房（尤其是有硬块的地方），用按摩油或润肤露涂抹双手和乳房。

（2）按摩乳头：指导产妇用一只手从乳房下面托住，用另一只手轻轻地挤压乳晕部分，让其变得柔软。用拇指、示指和中指垂直夹起乳头，轻轻向外牵拉。手指尽量一边收紧，一边转动，可以转360°。

（3）按摩乳房：产妇自己或是其他人一只手"C"字形托住乳房，另一只手的大鱼际或是小鱼际从乳房根部向乳头方向放射状进行按摩，乳房有硬结处应停留做顺时针按摩。按摩力量要适中，可以在产妇适应以后逐渐加大按摩力量。每次按摩以硬结变软或消失为准。直到整个乳房柔软。最后用拇指和食指挤压乳晕四周，以更有效地达到催乳效果。

还可以结合以下方法。

（1）热敷按摩法：用干净毛巾蘸温开水，由乳头中心向乳晕方向环形擦拭，每侧15分钟。

（2）环形按摩：双手置于乳房上、下方，环形按摩乳房。

（3）螺旋形按摩：一手托住乳房，另一手示指和中指以螺旋形向乳头方向按摩。

（4）指压式按摩：双手张开置于乳房两侧，由乳房两侧向乳头挤压。

按摩时注意手法准确，避免过度用力。

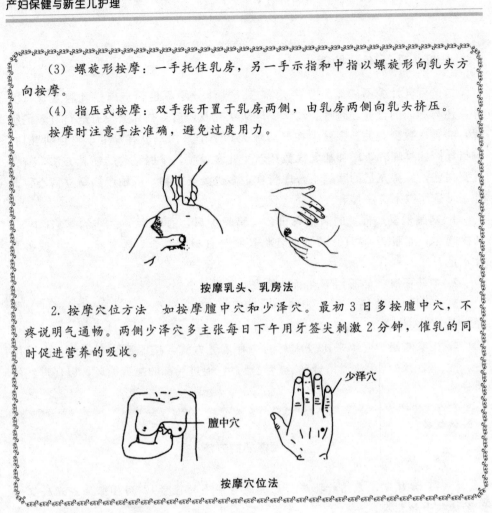

按摩乳头、乳房法

2. 按摩穴位方法　如按摩膻中穴和少泽穴。最初 3 日多按膻中穴，不疼说明气通畅。两侧少泽穴多主张每日下午用牙签尖刺激 2 分钟，催乳的同时促进营养的吸收。

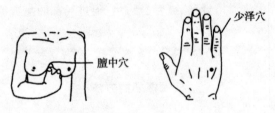

按摩穴位法

十五、退乳护理

产妇因疾病或其他原因不能哺乳者，应尽早退乳。退乳的方法有：限进汤类饮食；停止哺乳、挤乳；束紧乳房；遵医嘱口服己烯雌酚；生麦芽 60～90 g，水煎服，每日 1 剂，连服 3～5 天；芒硝 250 g 分装于两个布袋内，敷于两侧乳房并包扎固定，湿硬后及时更换，直至乳房不胀为止。

十六、产后下床眩晕护理

产后产妇下床时由于体位变动，可出现头晕的现象，是由体位性低血压引起。因此为安全起见，产妇第 1 次下床应有家属、护士或月子护理人员陪同和协助，指导产妇下床前先在床上坐 5 分钟，头不晕再下床，如果上厕所时间长应避免突然站起。如果出现头晕现象，应协助产妇先坐下来，取头低位，原地休息，等面色恢复再协助上床。

十七、产妇用药护理

由于有的药物可以通过乳汁作用于新生儿，因此产妇应谨慎用药，以免药物的毒副作用对新生儿造成不良的影响。

1. 哺乳期产妇用药原则

（1）一般能用物理疗法和食物疗法的尽量不用药物治疗。

（2）必须用药才能控制病情时，应在医生指导下用药，尽量使用最小有效剂量，用药时间长或者计量大可能造成不良影响时，需监测新生儿血药浓度。

（3）用药时间可选在哺乳结束后，尽可能与下次哺乳时间相隔4小时以上，并密切观察新生儿的反应。

（4）避免使用对新生儿有害的药物，母亲必须用药又缺乏相关安全证据时，建议停止哺乳。

（5）用药方式能局部用药就尽量避免全身用药。

2．产褥期慎用的西药

（1）抗生素：如红霉素、四环素、卡那霉素、氯霉素等。

（2）镇静、催眠药：如安定（地西泮）、氯丙嗪、鲁米那、阿米托等。

（3）镇痛药：如吗啡、可待因、美沙酮等。

（4）抗肿瘤药：如5－氟尿嘧啶等。

（5）抗甲状腺药：如碘剂、硫氧嘧啶等。

（6）其他：如利血平、阿司匹林、异烟肼、磺胺类药物等。

3．产褥期慎用的中药

（1）影响乳汁分泌的大黄、芒硝、枳实、甘遂、芫花、青皮、牵牛子、车前子等。

（2）有回乳作用的炒麦芽、牛膝等。

（3）损伤脾胃，影响食欲的黄芩、黄连、双花、连翘、栀子、大青叶、板蓝根、熟地黄等。

此外，产褥期早期不宜服用人参，以免引起失眠、烦躁、心神不宁等不良反应，3周后正常产妇可少量服用。

十八、避孕指导

一般产后42日落实避孕措施，产后4周内禁止性生活。告知产妇避孕措施种类，指导产妇选用适宜的避孕方法。一般哺乳者宜选用工具避孕，不哺乳者可选用药物避孕。

十九、产后访视与产后检查

产后访视：社区医疗保健人员在产妇出院后3日内、产后14日、产后28日分别会做 3 次产后访视，了解产妇饮食、睡眠、大小便、子宫恢复情况；乳房及其哺乳情况；会阴伤口或剖宫产腹部伤口恢复情况以及新生儿健康状况，发现异常给予及时指导。

产后检查：指导和协助产妇于产后 42 日带孩子一起到医院进行一次全面检查，帮助了解产妇全身情况，特别是生殖器官的恢复情况及新生儿的生长发育情况。

第三节　产褥期妇女常见疾病的预防与护理

受异常妊娠、异常分娩以及产褥期生理变化的影响，产妇往往会出现产褥期疾病和一些异常的状况，需加强预防与护理。

一、产褥感染

产褥感染产妇常出现局部和全身的各种炎症变化，甚至脓毒血症、败血症等。给产妇带来各种身体不适，如体温升高，腹部压痛、反跳痛等，妇科检查有会阴切口感染、阴道分泌物异常等。产妇往往出现焦虑、恐惧心理，应加强预防和护理。

1. **预防**　由于产褥感染与产妇生殖道和全身抵抗力下降；被污染的衣物、用具、各种手术诊疗器械等将外界的病原体带入产妇生殖道；临近预产期性交及产褥期不注意卫生有关。因此，为了预防产褥感染，应指导产妇在妊娠期加强产前检查，及时发现可能导致产褥感染的诱因，如营养不良、贫血、阴道炎等，及时给予处理，告知孕妇临近预产期禁止性生活及盆浴；分娩过程中注意无菌操作，防止医源性感染；产褥期注意加强营养、保证休息，增强产妇全身体抗力，做好会阴部护理，及时更换会阴垫，外阴伤口每天大小便后用 1∶5 000 高锰酸钾温水溶液擦洗，保持会阴清洁。

2. **护理**

(1) 一般护理：给产妇提供一个安静、清洁的环境，并注意保暖。注意保持床单位及衣物、用物清洁。保证产妇获得充足休息和睡眠，协助产妇取半卧位，以利于恶露引流及炎症局限，会阴侧切者取切口对侧卧位，并保持切口干燥、清洁；给产妇提供高蛋白、高热量、高维生素、易消化饮食；鼓励产妇多饮水，保证足够的液体摄入，必要时可静脉输液补充体液。

(2) 病情观察：观察产妇的全身情况，做好生命体征监测。如是否有发热、寒战、恶心、呕吐、全身乏力、腹胀、腹痛等症状。观察恶露的颜色、性状与气味，子宫复旧情况，腹部体征及会阴伤口情况的记录等。观察产妇有无下肢持续性疼痛、局部静脉压痛及下肢水肿等。

（3）治疗配合：根据医嘱给予支持治疗，纠正贫血，增加蛋白质、维生素的摄入；用药物控制感染；做好必要的手术前后护理和严重病例的抢救配合。

（4）减轻症状：对出现高热、疼痛、呕吐的产妇按症状进行护理，解除或减轻患者的不适。对血栓性静脉炎患者，可抬高患肢，局部保暖并给予热敷，以促进血液循环，减轻肿胀。

（5）心理护理：给产妇介绍产褥感染知识，解除产妇及其家属的疑虑，让产妇早接触孩子，多关心、体贴、理解、尊重产妇，减轻产妇焦虑、恐惧心理。

二、晚期产后出血

晚期产后出血会在分娩结束 24 小时后的产褥期内出现少量或中等量持续或间断阴道流血，甚至突然大量流血导致休克，产妇会担心、焦虑，甚至恐惧。大量出血会导致产妇组织灌注量减少，全身体抗力下降，感染的危险增加。

1. **预防**　晚期产后出血与胎盘、胎膜残留，蜕膜残留，子宫胎盘附着部位复旧不全、感染及剖宫产后子宫切口裂开等因素有关，因此，医护人员在处理产程和手术时应掌握正确的方法，如助娩胎盘时应等有胎盘剥离指征后再处理，胎盘娩出后应检查胎盘胎膜是否完整，不完整时及时刮宫。

2. **护理**

（1）一般护理：给产妇提供安静、舒适的环境，并注意保暖。给产妇提供高蛋白、高热量、高维生素、高热量、易消化饮食，提高产妇全身体抗力。注意保持床单位、衣服、用物清洁，保持外阴清洁干燥，经常更换会阴垫。

（2）病情观察：注意观察产妇生命体征、神志及全身情况，记录尿量，及时发现休克早期征兆。

（3）治疗配合：配合医生使用缩宫素、抗生素，协助抢救休克和进行刮宫术的护理。

（4）心理护理：建议产妇及时到医院就诊，耐心地给予产妇解释、安慰、支持和鼓励，消除其消极情绪。

三、尿路感染

产后尿路感染与女性尿道的解剖学特点、产后局部或全身抵抗力下降及产时、产后无菌操作不严等有关，一旦发生会给产褥期妇女的身心带来不利的影响，应从妊娠期就开始加强预防。

1. **预防**

（1）妊娠期：注意营养，增强体质，加强产前检查，发现尿道炎、阴道炎、宫颈炎等应及时治疗。妊娠最后一个月禁止性生活和盆浴，以防感染。

（2）分娩期：嘱产妇尽量排空膀胱、正确处理产程，减少膀胱受损。必须导尿应严格无菌操作。

（3）产褥期：嘱产妇多饮水、勤排尿，有排尿困难者可诱导排尿，必要时导尿，防止尿潴留的发生，但应注意严格无菌操作。此外，应保持会阴部清洁，每日消毒会阴，勤换内衣裤，防止细菌上行感染。

2. 护理

（1）一般护理：嘱产妇加强营养、多食营养丰富、易消化、少刺激的食物。每日摄入液体量要达到 3 000～4 000 mL，保持尿量 2 000 mL 以上，以利于尿道的冲洗。产后鼓励产妇 4 小时内自解小便，必要时采用温水冲洗会阴、听流水声或针刺关元、气海、三阴交等穴位促进产妇排尿。指导产妇保持外阴清洁，每次便后清洗外阴，防止细菌感染。急性尿路感染的产妇应卧床休息，一侧肾盂肾炎时采取对侧卧位，双侧肾盂肾炎则左右轮换侧卧位，减少对患侧输尿管的压迫，有利于患侧尿液的引流。

（2）用药护理：嘱产妇遵医嘱选用抗生素，哺乳产妇应使用对新生儿损伤最小的广谱抗生素，必要时遵医嘱使用解痉、止痛药，以缓解产妇的不适。

（3）复查：产妇症状改善停药后应每周复查尿常规和尿培养，症状消失、尿常规正常为治愈，尿培养连续 3 次阴性，半年随访无复发征象为痊愈。

（4）心理护理：给产妇介绍尿路感染知识，解除产妇及家属的疑虑，多关心、照顾产妇，缓解产妇不良情绪，减轻产妇焦虑心理。

四、急性乳腺炎

急性乳腺炎的发生与产前乳头凹陷未能及时矫正，新生儿吸乳困难，产妇哺乳后多余乳汁不及时排空及乳腺管阻塞排乳困难等造成的乳汁淤积有关，也与产妇乳头皲裂，细菌由乳头皲裂处入侵有关，因此预防应从这几点着手。

1. 预防

（1）妊娠期：妊娠中晚期每天用温开水擦洗乳头，使乳头皮肤坚韧，以免乳头过于娇嫩，产后哺乳被新生儿吸破导致乳头皲裂；发现乳头内陷要及时纠正，避免产后因哺乳困难，乳汁淤积而继发感染。

（2）产褥期：指导产妇养成良好的哺乳习惯和正确的哺乳方法。哺乳期保持乳头清洁，常用温水清洗乳头；防止乳头皲裂；增加哺乳次数和时间，每次哺乳时让新生儿吸空乳汁，乳汁过多不能吸空时用吸乳器将乳汁排空，防止乳汁淤积。

2. 护理

（1）一般护理：鼓励患有急性乳腺炎的产妇注意营养和休息，增强身体抵抗力。饮食少进汤汁饮食，饮食清淡，少吃刺激性食物，如葱、姜、蒜等。

（2）乳房护理：保持乳头清洁，穿宽松舒适的棉质胸罩托起乳房减轻疼痛。急性乳腺炎发病24小时内可局部冷敷，镇痛、消肿、抑制炎症扩散的同时减少乳汁分泌；24小时后改为热敷，促进炎性渗出物的吸收、局限，达到镇痛、消炎作用。脓肿未形成时可进行乳房按摩，使淤积的乳汁得以疏通。按摩前可先用热毛巾外敷患侧乳房3～5分钟，然后涂上少量润滑油，由乳房四周向乳头方向稍施压力轻轻按摩，将淤积的乳汁逐渐推出；或轻轻拍打和抖动乳房，用患侧乳房先哺乳，促进乳腺管通畅。局部肿胀明显者可用25％的硫酸镁湿热敷，尽量挤尽乳汁或用吸乳器吸尽乳汁。急性乳腺炎早期症状轻时可继续哺乳，但每次哺乳应吸尽乳汁；体温达39℃者暂停哺乳，并加用抗生素。严重感染或脓肿引流后并发乳瘘时考虑退乳，退乳方法见退乳护理。

（3）遵医嘱护理：遵医嘱早期、足量使用抗生素，常选青霉素类药物，或服用清热解毒的中药。亦可取芒硝100 g装于布袋中贴敷于患侧乳房局部或用金黄散外敷等。脓肿形成需手术切开排脓者应做好手术前后的护理，监测产妇体温和血常规，术后患侧乳房停止哺乳，乳汁及时排空，双侧炎症者则退乳，患侧肢体适当制动，密切观察切口愈合情况，定期换药，保持引流管通畅。

（4）心理护理：让产妇了解急性乳腺炎的患病原因及预防、护理知识，减轻产妇焦虑、恐惧心理，同时多关心产妇，指导家属参与照顾产妇，营造和谐的家庭氛围，促进产妇尽快康复。

五、静脉血栓栓塞性疾病

由于产后血栓栓塞性疾病的病因包括妊娠期下腔静脉回流受阻、血液高凝、剖宫产术后卧床和产褥感染等，因此，产妇在妊娠、分娩、产褥期都应注意预防。

1. 预防

（1）妊娠期：加强产前检查，积极防治异常妊娠，如妊娠合并心脏病、糖尿病、妊娠期高血压疾病等，对有个人或家族静脉血栓史的孕妇应注意关注。嘱孕妇禁烟且防止被动吸烟，妊娠最后一个月禁止性生活和盆浴，防止产后引起产褥感染。

（2）分娩期：严格掌握剖宫产指征，自然分娩者产程中严格无菌操作，防止产褥感染。

（3）产褥期：自然分娩和剖宫产后鼓励产妇早期活动，做足部伸屈活动，有静脉血栓形成倾向的产妇主张给予肝素预防。

2. 护理

（1）一般护理：嘱产妇降低饮食中脂肪的比例，适当进食一些预防血栓的食物，如黑木耳、大蒜头、洋葱以及一些富含维生素C的水果和蔬菜，还有蘑菇、海带、紫菜、核桃、花生、燕麦、魔芋、酸奶等降血脂食物。鼓励产妇产后早活动，避免长期卧床。下肢血栓性静脉炎需抬高患肢，避免久站、久坐，多做足部屈伸活动，同时加用医用弹力袜促进下肢静脉回流。急性期需卧床休息，避免活动、用力，防止血栓脱落，1～2周后炎症消退后起床活动。

（2）局部护理：下肢静脉血栓局部可采用热敷、理疗方法来促进炎症吸收和止痛。

（3）手术护理：术后鼓励产妇勤翻身，早起床活动，勤做足底屈伸运动，如果有腿部不适须仔细检查，警惕小腿深部静脉血栓。

（4）用药护理：遵医嘱使用肝素或促进静脉回流的活血化瘀药物，合并细菌感染者遵医嘱使用抗生素。

（5）心理护理：指导产妇调整好情绪，保持心情愉快，以免情绪对神经内分泌功能的不良影响加重病情。

六、产褥期抑郁症

产褥期抑郁症不仅影响产妇的生活质量，影响产妇家庭功能，严重者还危及产妇和新生儿的健康和安全。应积极预防和护理（具体内容见第六节产后心理调适）。

1. **预防** 产褥期抑郁症的病因不是很明确，目前认为与神经内分泌和精神因素有关。产妇不稳定的个性特质、家族遗传、家庭和社会支持不良以及异常妊娠、分娩史是导致产褥期抑郁症的可能因素。因此，在产妇住院分娩时就应全面评估产妇的精神、心理状况，产程中多给予关心、照顾、安慰和陪伴，产后注意观察产妇的情绪变化和日常行为，发现异常及时给予处理和护理。

2. **护理** 给产妇提供安静、舒适的休息环境，保证睡眠，饮食营养、清淡，促进产妇身体尽快恢复。同时做好产妇会阴伤口和腹部切口的护理，避免产褥感染。帮助产妇创造良好的家庭氛围，缓解产妇的压力，让产妇感受到亲情的温暖。指导产妇学会自我调适，用积极的心态面对生活。警惕产妇有伤害自己和新生儿的行为。同时配合医生给予适当的心理治疗、药物治疗和物理治疗。

心理治疗的方法包括支持疗法、音乐疗法、行为调整法、情绪宣泄法和自我鼓励法等。支持疗法包括鼓励、安慰、支持、理解、保证等方法，以改善产妇不良情绪；音乐疗法是抑郁症心理治疗方法中最受欢迎的一种，可以选择产妇喜欢的舒缓优美的音乐，通过影响产妇神经中枢，达到对产妇躯体功能调节作用；行为调整法包括深呼吸、散步、打坐、冥想等放松活动；情绪宣泄法包括找亲人、朋友交流、倾诉或大哭一场等，宣泄心中的郁闷情绪；自我鼓励法在于鼓励产妇多看到自己的优点和事物好的一面，学会自我欣赏和积极地看待问题，从而改善自己的情绪。

药物治疗主要适用于中重度抑郁症和心理治疗无效者，哺乳产妇应使用不能进入乳汁的抗抑郁药，如5－羟色胺再吸收抑制剂盐酸帕罗西汀等。物理治疗有经颅微电流刺激疗法，可以通过微电流刺激大脑直接调节神经递质和激素，从而调整产妇情绪。

七、其他异常的护理

1. **产后便秘和尿潴留**　产妇由于卧床少动等原因容易出现便秘。应多补充水分，每天饮水不少于1 000 mL，鼓励适量活动，多下床走动，一日三餐正常进食，多吃含纤维多的食物，少吃刺激性饮食，养成定时大便的习惯。如果已经便秘，应根据医师的指导让产妇口服缓泻药如番泻叶，或软化大便的药物如开塞露等。

如果产妇产后6小时仍未排尿称为尿潴留，可采取下列措施。

（1）解除产妇怕排尿引起疼痛的顾虑，鼓励产妇下床排尿。

（2）让其听流水声、用热水熏洗外阴、用温开水冲洗尿道外口周围诱导排尿。

（3）下腹无伤口者可于下腹正中放置热水袋热敷按摩，刺激膀胱肌收缩排尿。

（4）针刺关元、气海、三阴交、阴陵泉等穴位。

（5）遵医嘱肌内注射新斯的明1 mg。

（6）若用药仍然无效，在严格无菌条件下给予导尿。

2. **其他乳房问题**

（1）平坦及凹陷乳头：一般妊娠6～7个月就需进行乳房护理，及时发现平坦及凹陷乳头，给予纠正，如果妊娠期没有及时纠正，产后产妇的乳头依然凹陷，新生儿将很难吸吮到奶头，造成哺乳困难，可指导产妇做以下练习。

1）乳头伸展练习：将两拇指平行放在乳头两侧，由乳头向两侧外方慢慢地拉开，牵拉乳晕皮肤及皮下组织，使乳头向外突出。然后将两拇指分别放在乳头上、下两侧，将乳头向上、下纵形拉开（图3－1）。如此重复，做满15分钟，每日2次。

2）乳头牵拉练习：用一只手托住乳房。另一只手的拇指和中、示指抓住乳头向外牵拉。每日2次，每次10～20次。

3）佩戴乳头罩：从妊娠7个月起佩戴乳头罩，柔和的压力可使内陷的乳头外翻，乳头经中央小孔保持持续突起，起到稳定乳头周围组织作用。

此外，还可以指导产妇改变多种哺乳姿势，利用负压吸引的作用使乳头突出，或在新生儿饥饿时先吸吮平坦一侧等。

（2）乳房胀痛：产后1～3日如果没有及时哺乳或排空乳房，会导致乳腺管

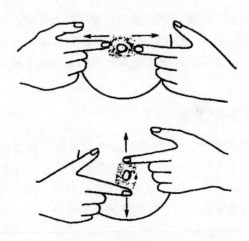

图 3-1　乳头伸展练习

不通形成硬结,产妇出现乳房胀痛。触摸乳房时有坚硬感,并有明显触痛。因此,应指导产妇产后尽早哺乳(半小时内开始哺乳)、按需哺乳、增加哺乳的次数,每次哺乳后挤出多余乳汁,预防乳房胀痛。若已出现乳房胀痛,可采取下列措施。

1)外敷乳房:哺乳前热敷乳房,促使乳腺管畅通。在两次哺乳间冷敷乳房,减少局部充血、肿胀。

2)按摩乳房:哺乳前按摩乳房,方法为从乳房边缘向乳头中心按摩,可促进乳腺管畅通,减少疼痛。

3)佩戴乳罩:乳房肿胀时,产妇穿戴合适的具有支托性的乳罩,可减轻乳房充盈时的沉重感。

4)生面饼等外敷:用生面饼、芒硝或金黄散外敷乳房,可促使乳腺管畅通,减少疼痛。

5)服用药物:可口服散结通乳的中药等,常用柴胡(炒)、当归、王不留行、穿山甲、木通、漏芦各 15 g,水煎服,缓解疼痛。

(3)乳头皲裂:哺乳产妇尤其是初产妇,在最初几天因孕期乳房护理不良、哺乳方法不正确,或在乳头清洗时过度使用肥皂、干燥剂等,容易发生乳头皲裂。表现为乳头充血、裂开,有时有出血,哺乳时疼痛。

应指导产妇掌握正确的哺乳方法,同时给予相应的处理。一般轻者可继续哺乳,哺乳时指导产妇取舒适的姿势,哺乳前先湿热敷乳房和乳头 3～5 分钟,同时按摩乳房,挤出少量乳汁,使乳晕变软容易被新生儿含吮。先以正常或损伤轻的一侧乳房哺乳,以减轻吸吮患侧乳房的吸力。哺乳时让新生儿口含全部乳头和大部分乳晕。同时,增加哺乳的次数,缩短每次哺乳的时间。乳汁具有抑菌作用,含丰富的蛋白质能起到修复表皮的作用,故应指导产妇哺乳后挤出少许乳汁涂在乳头和乳晕上，短暂暴露使乳头干燥后带上乳罩。疼痛严重者，可用吸乳器吸出乳汁喂养新生儿或用乳头罩间接哺乳，哺乳后在皲裂处涂敷蓖麻油铋糊剂，于下次哺乳时洗净。

3. 尿失禁 经产道分娩的产妇由于盆底肌肉、筋膜在分娩时有较大的伸展或撕裂，产后变得松弛、弹性下降，可造成产妇产后小便失控的现象，咳嗽、跳跃时尿液会不由自主地流出。可指导产妇做产后保健操，如盆底肌运动（即缩肛运动），方法是先收紧肛门、会阴及尿道，然后放松，每次收放动作重复 10 次。开始时收紧时间 2～3 秒即可，逐渐增加到 5 秒钟，在仰卧、站立、坐立时，促使产妇盆底肌肉和腹壁恢复张力，改善尿失禁症状。

4. 痔疮 妊娠时增大的子宫压迫下腔静脉造成血液回流不畅、分娩时产程过长导致产妇用力时间过长及产后便秘是导致产妇痔疮的原因。因此，休息时孕妇多采用左侧卧位，分娩时遇到难产给予及时处理，产后产妇饮食中安排新鲜蔬菜、水果，养成定时大便的习惯，注意休息与活动相结合，可以预防痔疮的发生。已经出现痔疮应每日便后用温水清洁肛门及肛周组织，并给予湿热敷，涂20％鞣酸软膏；大便后不能自行回纳的内痔，可用温热高锰酸钾溶液冲洗干净后，用消毒液状石蜡润滑后将痔核轻轻推进肛门内，避免水肿和疼痛，同时注意保持大便通畅，防止便秘，避免久站、久坐、久蹲，常做缩肛运动。

5. 产后贫血 由于产时或产后大量失血，少数产妇产后会出现贫血，轻度贫血无明显症状，中度贫血除面色苍白外，还会全身乏力、头晕、心悸等症状。月子护理人员在观察病情，指导产妇休息的同时，应及时给予饮食调理，必要时到医院就诊，并遵医嘱用药。

第四节 哺乳产妇营养与膳食

哺乳产妇营养的意义主要在于：①补偿妊娠和分娩时的身体消耗，促进母体组织、器官的修复并恢复到未孕状态；②改善机体营养状况，提高机体抵抗力，预防产褥期的各种并发症；③提供乳汁分泌所需营养素。母乳是新生儿最理想的天然食品，母乳所含的成分及其质量与产妇的健康和营养状况密切相关。因此，如果哺乳产妇的营养调理不当，不仅会影响哺乳产妇的顺利康复，同时也会导致乳汁分泌减少或乳汁质量下降，直接影响新生儿的健康发育。所以，学会科学合理地安排哺乳产妇的营养与膳食非常重要。

一、哺乳产妇的营养需求

哺乳产妇所需要的能量和营养素较正常妇女明显增加。具体需求如下。

1. **能量** 产褥期母儿机体营养需要量增加，要求产妇摄入的能量也相应增加，特别是哺乳产妇，其所需能量会随泌乳量增多而增加。哺乳产妇一般每日泌乳量 600～800 mL，以每 100 mL 母乳含能量 293 kJ（70 kcal），母体内能量约 80％可转换为母乳能量计算，每日哺乳产妇因泌乳增加的能量消耗为 2 100～2 800 kJ（502～670 kcal）。而且哺乳产妇基础代谢较不哺乳产妇高 20％，相当于每日增加 1 046～1 255 kJ（250～300 kcal）能量。这些能量除母体储备脂肪每日提供 1/3 外，其余均需从膳食中补充。

中国营养学会《中国居民膳食营养素参考摄入量（2013 版）》推荐，我国哺乳产妇每日膳食应在非孕成年妇女基础上增加能量 2 090 kJ（500 kcal），大约相当于每日多吃一碗半米饭。每日根据体力活动情况应摄入能量 9 614 kJ（2 300 kcal）～12 044 kJ（2 900 kcal），其中蛋白质、脂肪、碳水化合物的供热比分别为 13％～15％、20％～30％、55％～60％。

2. **蛋白质** 哺乳产妇膳食中蛋白质的供给量与乳汁分泌量有直接关系。膳食中蛋白质量不足，乳汁分泌量就会减少。所以，每日除产妇正常需求外，应另外增加蛋白质以保证哺乳产妇的母乳质量。中国营养学会建议哺乳产妇需要比一般人群增加 30％～50％的蛋白质摄入，即每日增加蛋白质 25 g，以优质蛋白为主，每日蛋白质摄入总量应达到 80 g。

3. **脂类** 脂类可以促进新生儿中枢神经系统的发育以及脂溶性维生素吸收，乳汁的分泌有 1/3 的能量来自脂肪。因此，哺乳产妇膳食中要适量增加脂肪，包括适量的动物脂肪和植物脂肪，但不宜过多，以免导致肥胖。目前认为，产妇每日所需脂肪摄入量应占摄入总能量的 20％～30％，且必需脂肪酸含量要适宜。

知识链接

必需脂肪酸

是指人体不可缺少而自身又不能合成或合成速度慢，无法满足机体需要，必须从食物中摄取的脂肪酸。如果缺乏可引起生长迟缓、皮肤损伤以及神经和视觉等方面的多种疾病。一般每日至少要摄入 2.2～4.4 g，相关食物海鱼、豆类、瓜子、花生、核桃等可补充人体的必需脂肪酸。

---

4. **矿物质**

（1）钙：母乳中的含钙量比较恒定，当膳食中钙补充不足时，将以母体骨骼中的贮存钙补充，使母体出现钙缺乏症状。因此，中国营养学会建议，哺乳产妇每日膳食中应比普通人群增加 200 mg 钙，大约相当于多饮半斤牛奶的含钙量，我国哺乳产妇每日钙摄入量为 1 000 mg。

（2）铁：由于母体和新生儿发育均需要铁剂，而膳食中铁的吸收率只在 10％左右，通过乳腺进入母乳的铁更少，因此，哺乳产妇每日应增加铁剂 4 mg，我国哺乳产妇每日铁摄入量约为 24 mg。

（3）锌：新生儿神经系统的发育与锌有密切关系，锌可以增加产妇对蛋白质的吸收和利用，因此，哺乳产妇锌的摄入量应增加 4.5 mg，我国哺乳产妇每日锌摄入量为 12 mg。

（4）碘：哺乳产妇摄入的碘可以很快进入母乳，使母乳中碘的浓度高于产妇血浆中的碘浓度，以满足新生儿发育的需要。因此，哺乳产妇碘的摄入量应增加 120 μg，我国哺乳产妇每日碘摄入量为 240 μg。

5. **维生素** 哺乳产妇膳食中维生素的摄入量也应增加。一般建议每日维生素 A 摄入量增加 600 μg（2 000 IU），总量为 1 300 μg（4 333 IU）；维生素 D 与普通人群摄入量一致，每日为 10 μg（400 IU）；维生素 B_1 每日增加 0.3 mg，总量为 1.5 mg；维生素 B_2 亦每日增加 0.3 mg，总量为 1.5 mg；维生素 C 每日增加 50 mg（RNI），总量为 150 mg（RNI）；叶酸每日增 150 μg（RNI），每日总量 550 μg（RNI）；胆碱每日增加 120 mg（AI），每日总量 520 mg（AI），生物素每日增 10 μg（AI），每日总量增加 50 μg（AI）。

6. **水** 哺乳产妇水量摄入与母乳分泌量有密切关系，水摄入不足直接影响乳汁的分泌。因此每日应多摄入 1 000 mL 水，以保证母乳分泌的需要。

二、哺乳产妇膳食常见问题

（一）动物性食物摄入过量

产后为保证哺乳产妇营养，使她们有充足的奶水，一般家庭都很重视产后的膳食补充，往往让产妇过多地摄入动物性食物，造成蛋白质和脂肪摄入过量、代谢失调，加上产后缺少运动，会使大量脂肪聚积体内，进而导致肥胖，甚至引发各种疾病。此外营养太丰富会使奶水中的脂肪含量增多，增加新生儿消化道负担，也易造成婴儿肥胖。

（二）吃母鸡不吃公鸡

产妇分娩后血中雌、孕激素浓度降低，这有利于催乳素发挥作用促进乳汁的形成。母鸡的肉质中含有一定量的雌激素，可影响泌乳。目前多建议产后 1 周产妇乳汁分泌正常后喝母鸡汤，且不宜油脂太大。认为公鸡含雄性激素，可对抗雌激素的作用，会使产妇的乳汁增多，而且公鸡中脂肪较少，有助于产妇在哺乳期保持姣好的身材。

（三）多吃鸡蛋补充蛋白质

鸡蛋的营养价值很高，适合产妇食用，但吃多了人体不仅不能吸收，而且还会增加肠胃的负担，影响其他食物的摄入，造成营养单一。所以一般产妇每日以吃 2~3 个鸡蛋为宜。

（四）不吃蔬菜水果

我国有一些地区对产妇"坐月子"有忌口讲究，如忌食蔬菜、水果，认为蔬菜、水果是"凉性"食物，怕吃了会伤身，其结果是容易引起产妇便秘以及营养失衡等。

（五）产后不宜食盐

我国民间有坐月子期间产妇食物不能放盐的习俗，认为产后产妇食盐会导致奶水不足。但盐分摄入不足，会影响产妇体内的电解质平衡，使产妇四肢乏力；会导致产妇食欲不佳，恶心、呕吐，造成营养不良、乳汁减少。所以产褥期也要适量摄入盐分，但不可摄入过多加重肾脏负担，影响产后体内潴留水分的排出。

三、哺乳产妇的合理膳食

（一）哺乳产妇的膳食原则

平衡膳食是产褥期膳食的根本原则。因此，对产妇每日膳食要求种类齐全、多样，各类食物要合理搭配，以保证产妇营养充足、均衡，促进产妇顺利康复，提高乳汁分泌的质和量。此外，应注意以下几点。

1. **提供充足的优质蛋白** 膳食中应增加动物性蛋白，如鱼、肉、禽、奶、蛋等；植物性蛋白，如大豆及豆制品。以促进乳汁分泌。

2. **提供含钙丰富的食品** 如奶制品、虾皮、骨粉、大豆及豆制品。防止母儿缺钙。

3. **提供富含不饱和脂肪酸、锌、碘丰富的海产品** 如海带、紫菜、牡蛎、各类海鱼等，保证新生儿神经系统发育的需要。

4. **提供富含铁的食品** 如动物肝脏、血、瘦肉、黑木耳、赤豆等。防止母儿缺铁。

5. **提供新鲜的蔬菜、水果** 如各类绿叶蔬菜、西红柿、苹果、梨等，蔬菜、水果中含有多种产妇需要的维生素、矿物质，有的含有粗纤维，可以防止产妇便秘。

6. **增加汤汁饮食** 如鸡汤、鲫鱼汤、排骨汤等，哺乳产妇增加汤汁饮食，可以促进乳汁分泌。

7. **忌辛辣刺激性食物** 如辣椒、浓茶、咖啡、烟酒等。辛辣食物会加重产后气血虚弱症状，导致便秘；浓茶、咖啡等会影响产妇睡眠，吸烟、饮酒会影响新生儿健康，都不宜摄入。

8. **忌生冷、坚硬食物** 如冷饮、油炸食品等，以免影响产妇消化系统的恢复和对牙齿产生不利的影响。

9. **忌酸涩收敛食物** 不宜多食乌梅、莲子、柿子等酸涩收敛类食物，以免阻碍血行，不利于恶露的排出。

10. **注意膳食的烹调方法** 应多用炖、煮、炒的方法，少用不利于产妇消化的油煎、油炸方法。

11. **少食腌制食品**　腌制食品如果盐分过高，不利于产妇产后水肿的消退；腌制食品中含亚硝酸盐，多食对母儿有不利影响。

12. **增加餐次**　产后胃肠道蠕动减弱，消化道功能下降，一次摄入过多，会加重消化道负担，加之产褥期妇女需要摄入更多食物，因此膳食制度上每日进餐宜 5～6 次，或者采用主餐中间加餐的办法。

13. **忌摄入过量**　产妇在增加营养的同时要注意多样但食不过量，同时适当活动，以免能量过高导致肥胖。

（二）哺乳产妇的每日膳食搭配及膳食安排

1. **哺乳产妇的每日膳食搭配**　在产后普通膳食基础上，哺乳产妇膳食应富有蛋白质、热量和水分。注意补充乳制品、动物蛋白、绿叶蔬菜和汤汁饮食，防止母儿缺铁、缺钙、蛋白质不足和便秘。因此，一般每日谷类 300～500 g，蛋白类（鱼、禽、蛋、瘦肉、豆制品）200～250 g，牛奶 250 mL，血制品 25～50 g，蔬菜 500～600 g（深色蔬菜 250～300 g），水果 250～300 g（供参考）。

嘱产妇注意鸡蛋不可多食，一般每日 2～3 个，牛奶一般每日 1～2 杯，进食水果时注意不宜太凉。

2. **哺乳产妇的每日膳食安排**　每日可安排 5～6 餐，早、中、晚各安排一次主餐，加餐可安排在上午 10 点、下午 3 点和晚上 8 点，中餐建议有主食加一荤、一素、一汤，早餐、晚餐可选用各种粥、面汤，加餐可选择点心、水果等。

饮食制作应清洁卫生、营养均衡、忌放辛辣佐料、色香味俱全，不必过于限盐。

（三）哺乳产妇营养餐制作

哺乳期产妇营养餐制作应清洁卫生、营养均衡、色香味俱全，不必过于限盐，忌放辛辣佐料。哺乳产妇饮食举例如下（供参考）。

1. 荤菜

（1）红烧鲫鱼：鲫鱼 250 g，葱、姜、黄酒、酱油、植物油、精盐适量。

（2）红烧排骨：猪小排 250 g，醋、葱、姜、酱油、植物油、精盐适量。

（3）栗子黄焖鸡：栗子 100 g，肉鸡 700 g，葱、姜、黄酒、酱油、植物油、白糖、精盐适量。

（4）肉末蒸蛋：鸡蛋 2 个，猪肉 50 g，精盐、水适量。

（5）西红柿炒鸡蛋：鸡蛋 2 个，西红柿 100 g，葱、植物油、精盐适量。

（6）炒肝尖：猪肝 200 g，葱、姜、黄酒、酱油、精盐适量。

2. 素菜

（1）青菜豆腐：青菜 150 g，豆腐 100 g，葱、黄酒、植物油、精盐适量。

（2）清炒油麦菜：油麦菜 250 g，植物油、精盐适量。

（3）香菇青菜：香菇 100 g，青菜 150 g，葱、黄酒、植物油、精盐适量。

（4）虾皮炒西兰花：虾皮 50 g，西兰花 150 g，植物油、精盐适量。

3. 汤

（1）鸡汤：鸡 500 g，葱、姜、黄酒、精盐适量。

（2）鲫鱼汤：鲫鱼 250 g，葱、姜、黄酒、精盐适量。

（3）猪蹄黄豆汤：猪蹄 700 g（2 只），黄豆 100 g，葱、姜、黄酒、精盐适量。

（4）萝卜排骨汤：猪小排 250 g，萝卜 100 g，醋、葱、姜、精盐适量。

（5）薏仁红枣百合汤：薏仁 100 g，鲜百合 20 g，红枣 10 颗。

（6）什菌汤：猴头菇、草菇、平菇、白菜心各 50 g，干香菇 30 g，葱段、盐各适量。

（7）生化汤：当归、桃仁各 15 g，川芎 6 g，黑姜 10 g，甘草 3 g，粳米 100 g，红糖适量。

4. 主食　如米饭和各类面食。

5. 加餐　如各类粥。

（1）小米红糖粥：小米 100 g，红糖适量。

（2）糯米粥：糯米 100 g。

（3）大枣桂圆粥：小米 100 g，大枣 100 g，桂圆肉 50 g，红糖 100 g。

（4）绿豆银耳粥：粳米 200 g，绿豆 100 g，银耳 30 g，白糖、山楂糕各适量。

（5）花生红枣小米粥：小米 100 g，花生 50 g，红枣 6 颗。

以及各种面汤、点心、水果和鸡蛋等。

（四）哺乳产妇一日食谱举例（供参考）

食谱一

早餐：大枣桂圆粥 100 g，花卷 50 g，鸡蛋 1 个。

加餐：面包 50 g，牛奶 1 杯。

午餐：米饭 150 g，肉丸子配小白菜（瘦猪肉 50 g，小白菜 100 g），骨头香菜汤 1 碗。

加餐：蛋糕 50 g、猕猴桃 1 个。

晚餐：米饭 150 g，红烧带鱼 100 g，白菜豆腐汤 1 碗（白菜 100 g，豆腐 50 g）。

加餐：鸡汤面荷包蛋（挂面 100 g，鸡蛋 1 只）。

食谱二

早餐：鸡蛋 2 个、汤面（鸡汤、菜心各 50 g、面条 100 g）。

加餐：小米红糖粥（100 g），圣女果 50 g。

午餐：米饭（大米 150 g），红烧排骨（排骨 50 g），鸡汤菜（鸡肉 50 g，鸡血 25 g，卷心菜 100 g），清炒油麦菜（油麦菜 150 g）。

加餐：水果（苹果 100 g、香蕉 100 g）。

晚餐：米饭（大米 100 g），鲫鱼汤（鲫鱼 50 g），炒肝尖（猪肝 30 g），虾皮炒西兰花（西兰花 100 g、虾皮 20 g）。

加餐：牛奶 1 杯，面包 50 g。

（五）催乳食谱举例（供参考）

1. 猪蹄茭白汤　猪蹄 250 g，茭白（茭白切片）100 g，生姜，料酒、大葱、食盐各适量同煮，配合主食食用，每日 1～2 次，每次 150～200 mL。猪蹄茭白汤具有强骨、催乳等功效，可使哺乳期妇女乳汁分泌增加，改善乳汁不足、无乳等现象。

做法：

（1）将猪蹄沸水烫，去毛、刮皮、洗净。

（2）放入干净锅中，加清水、料酒、姜片及大葱。

（3）大火煮沸，撇去浮沫，改小火炖至猪蹄酥烂。

（4）加入茭白，再煮 5 分钟，加入食盐调味。

2. 催乳鲫鱼汤　鲜鲫鱼 1～2 条，冬瓜、葱、姜、盐少许炖熟服用。可以补气血、通乳。其中，冬瓜利水，利于乳汁分泌；鱼肉的蛋白质是促进乳汁分泌所必需的营养元素。

做法：

（1）鲫鱼洗净，葱切段，姜和冬瓜切片。

（2）将鲫鱼放入冷水锅中，大火烧开，再加入葱姜，小火慢炖。

（3）当鱼汤成乳白色的时候，下入冬瓜，等冬瓜烂熟加入盐调味即可。

第五节　母乳喂养

由于母乳有最适合新生儿机体需要的营养成分，因此母乳被认为是新生儿最好的食物，近十多年来，国际上将保护、促进、支持母乳喂养作为妇幼保健工作的重要内容。

一、母乳喂养的分类

母乳喂养分纯母乳喂养、几乎纯母乳喂养、高比率母乳喂养、中比率母乳喂养、低比率喂养和象征性母乳喂养六类。纯母乳喂养是指除母乳喂养外，不给婴儿喂其他任何液体或固体食物；每日 1～2 次，每次喂 1～2 口果汁属于几乎纯母乳喂养；母乳占 80％以上称高比例母乳喂养，20％～79％为中比率母乳喂养，20％以下为低比率母乳喂养；几乎不提供热量的母乳喂养为象征性母乳喂养。

二、母乳喂养的优点

1. **母乳营养丰富且比例适宜，有利于新生儿发育**　母乳含丰富的营养物质。母乳中蛋白质、脂肪、糖的比例适宜，有利于新生儿消化吸收。如母乳中所含的清蛋白有 2/3 是乳清蛋白、乳铁蛋白，其中含有大量氨基酸，有利于新生儿生长发育。母乳的脂肪含量与牛乳相似，但不饱和必需脂肪酸含量多于牛乳，且颗粒小、易消化、防腹泻，并有益于新生儿神经系统的发育。母乳中乳糖含量较高，以乙型乳糖为多，有助于肝糖原的储存和双歧杆菌的生长。母乳钙磷比例适当，有利于钙的吸收。近年来发现初乳中牛磺酸含量较高，具有促进新生儿大脑发育的功能。

2. **母乳具有免疫功能，可预防疾病**　母乳中含有大量免疫活性细胞，如巨噬细胞、白细胞等，具有吞噬和杀灭葡萄球菌、致病性大肠杆菌和酵母菌的能力，能合成乳铁蛋白、溶菌酶等。母乳中有多种免疫球蛋白如 IgA、IgG 和 IgM，以初乳中浓度最高。其中分泌型 IgA（SIgA）是所有外分泌液中含量最高者，常覆盖在鼻、咽、气管、肠黏膜的表面，能对抗病毒和细菌，预防呼吸道和肠道疾病。

3. **促进新生儿心理健康**　通过哺乳，新生儿可以频繁地与母亲皮肤接触，能满足新生儿安全感和爱的需求，有利于增进母子感情和新生儿心智的发育。

4. **保护新生儿的牙齿**　新生儿吮吸时的肌肉运动有助于其面部的正常发育，且可预防因奶瓶喂养引起的龋齿。

5. **防止产后出血**　新生儿吸吮乳头刺激垂体泌乳素的分泌而促进泌乳和子宫收缩，可预防产后出血。

6. **降低乳腺、卵巢癌的发生率**　近年来研究表朋，母乳喂养的妇女，其乳腺癌及卵巢癌的发生率较低。

7. **延迟月经复潮和排卵**　哺乳期女性月经复潮及排卵较不哺乳者延迟，母体内的蛋白质、铁和其他营养物质通过闭经得以储存，有利于产后恢复，也有利于延长生育间隔，推迟采用其他节育措施的时间。

此外，母乳直接从乳腺分泌，温度适宜，无污染，喂哺方便而且经济。

三、促进母乳喂养成功的措施

为了提高母乳喂养的成功率，1989 年世界卫生组织和儿童基金会共同制定了《促使母乳喂养成功的十点措施》。

（1）有书面的母乳喂养政策，并常规地传达到所有的保健人员。

（2）对所有保健人员进行必要的技术培训，使他们能实施这一政策。

（3）要把有关母乳喂养的好处及处理方法告诉所有的孕妇。

（4）帮助母亲在产后半小时内开奶。

（5）指导母亲如何喂奶，以及在需与其婴儿分开的情况下如何保持泌乳。

（6）除母乳外，禁止给新生儿喂任何食物或饮料，除非有医学指征。

（7）实行母婴同室，让母亲与婴儿一天 24 小时在一起。

（8）鼓励按需哺乳。

（9）不要给母乳喂养的婴儿吸人工奶头，或使用奶头作安慰物。

（10）促进母乳喂养支持组织的建立，并将出院母亲转给这些组织。

四、母乳的变化与分类

母乳的质和量会因哺乳时间的不同而发生变化，分初乳、过渡乳和成熟乳。

1. **初乳**　产后 7 日内分泌的乳汁呈淡黄色，质稠、量少，称初乳，初乳中含有丰富的蛋白质和抗体，尤其是免疫球蛋白 G（IgG）和分泌型免疫球蛋白 A（SIgA），脂肪和乳糖含量较成熟乳少，极易消化，是新生儿早期最理想的天然食物。

2. **过渡乳**　产后 7～14 日分泌的乳汁为过渡乳，蛋白质含量开始逐渐减少，脂肪和乳糖含量逐渐增多。

3. **成熟乳**　产后 14 日以后分泌的乳汁为成熟乳，量多，呈白色。各种营养成分比较固定，蛋白质含量虽比初乳少，但各种蛋白质成分比例适当，脂肪、碳水化合物以及维生素、微量元素丰富，有帮助消化的酶和免疫物质，钙磷比例适宜，有利于新生儿发育。

五、影响母乳喂养的因素

（一）生理因素

（1）产妇有严重的心脏病，处于子痫、肝炎的急性期，有艾滋病等。

（2）产妇营养不良。

（3）产妇会阴或腹部切口疼痛。

（4）产妇使用了某些药物，如麦角新碱、可待因、地西泮（安定）、巴比妥类等。

（5）产妇乳房发育不良，有乳房胀痛、乳头皲裂及乳腺炎等。

（二）心理因素

产妇往往因有异常的妊娠、分娩史（包括新生儿异常）；对新生儿性别、长相不满意；产后疲劳、失眠、睡眠不佳等原因而产生焦虑、压抑等情绪，影响乳汁的分泌。

（三）家庭、社会因素

（1）缺少医护人员和丈夫、家人的关心和帮助。

（2）工作负担过重或离家工作。

（3）婚姻问题，青少年母亲或单身母亲。

（4）母婴分离。

（5）缺乏母乳喂养知识，延迟开奶、使用奶瓶和代乳品。

六、母乳喂养指导

1. 母乳喂养体位和姿势指导 哺乳时母亲及新生儿均应取舒适姿势（图 3－2），母亲可采用坐位或卧位哺乳。坐位哺乳前准备一脚凳，哺乳时让产妇坐在靠背椅上，背部紧靠椅背，两腿自然下垂能踩到地，哺乳侧脚放到脚凳上，母亲将

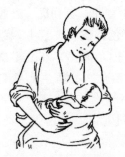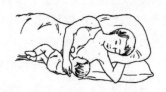

图 3－2 产妇哺乳姿势

新生儿抱在怀里，让新生儿脖子靠近母亲的肘弯部位，背部贴着母亲前臂，肚子贴着母亲腹部，头部稍抬高，脸贴近乳房，鼻子对着乳头，使头与身体在一条直线上。哺乳时母亲需面对面注视新生儿，抱新生儿的胳膊下垫软枕。另一手拇指与其余四指可呈"C"字形托住乳房（拇指放乳房上，示指支撑乳房基底部，其余手指靠在乳房下的胸壁上）或拇指、示指呈"剪刀"式夹住乳房（乳汁过多需减少乳汁流出时可用于阻断乳汁流出）。

如果会阴伤口疼痛或剖宫产无法坐起哺乳，可取侧卧位，产妇头枕在枕头边缘，一只手臂放在枕头旁，新生儿也侧卧，产妇用另一侧手搂住新生儿臀部，使新生儿胸部贴近产妇胸部。

注意：新生儿头不要枕在产妇手臂上，产妇不要用手按住新生儿头部，让新生儿头部能自由活动，避免乳房堵住新生儿鼻部引起呼吸不畅。

2. 母乳喂养的时间指导 母乳喂养原则是按需哺乳。一般产后半小时开始哺乳，此时乳房内乳量虽少，但通过新生儿吸吮动作可刺激乳汁分泌。产后 1 周，母体泌乳分泌逐渐增多，哺乳次数应频繁些，可每 1～3 小时哺乳 1 次，开始每次吸吮时间 3～5 分钟，以后逐渐延长，但不要超过 15～20 分钟，以免使乳头皲裂而导致乳腺炎。

3. 母乳喂养方法指导（图 3－3） 产妇每次哺乳前洗净双手，用消毒湿纱布或干净毛巾擦拭乳房和乳头。哺乳时，先挤压乳晕周围组织，挤出少量乳汁，用

乳头刺激新生儿的口唇，当新生儿产生觅食反射张开嘴时，将乳头放入口中，让其吸住全部乳头和大部分乳晕，可用一只手C字形托扶乳房，防止乳房堵住新生儿鼻孔。哺乳结束时，用示指轻轻向下按压新生儿下颏，避免在口腔负压情况下拉出乳头而引起局部疼痛或皮肤损伤。哺乳后，挤出稍许乳汁涂在乳头和乳晕上。

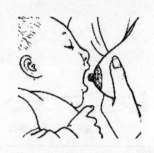

图3-3　母乳喂养方法

4. 母乳充足的表现　每日哺乳前乳房饱满，新生儿吸吮时能听到吞咽声，母亲有泌乳的感觉，哺乳后乳房柔软，两次哺乳之间，新生儿满足、安静，体重增长理想。新生儿尿布每日湿6次以上，大便每日几次，说明乳量充足。

5. 母乳喂养注意事项

（1）每次哺乳时都应该吸空一侧乳房后，再吸吮另一侧乳房。

（2）哺乳时产妇保持愉快的心情，注意与新生儿情感的交流。

（3）每次哺乳后，应将新生儿抱起轻拍背部1~2分钟，排出胃内空气，以防吐奶。

（4）产妇应佩戴合适的前扣棉制乳罩，以方便哺乳。

（5）哺乳后，在离乳头两横指处，围绕乳头依次挤压乳晕以排空乳房内乳汁，有利于乳汁的再分泌。

（6）上班的母亲可于上班前挤出乳汁存放于冰箱内，婴儿需要时由他人哺喂，下班后及节假日坚持自己喂养，上班期间应注意摄取足够的水分和营养。

第六节　产后形体锻炼

为促进腹壁、盆底肌肉张力的恢复，避免腹壁皮肤过度松弛，预防尿失禁、膀胱直肠膨出及子宫脱垂。产后一般会根据产妇的具体情况指导产妇做产褥期保健操（图3-4），促进产妇产后身体的恢复。由于现代女性非常关注产后身材的恢复，担心产后肥胖或腹部隆起，又衍生出各种产后形体锻炼的方法。

一、产褥期保健操

（一）时间选择

正常经阴道分娩的产妇，产后24小时以卧床休息为主，产后6~12小时可起床轻微活动，产后第2天可在室内走动，如无不适症状可以开始做产褥期保健操（图3-4）。行会阴切开缝合术和剖宫产的产妇鼓励早下床活动，但可根据身

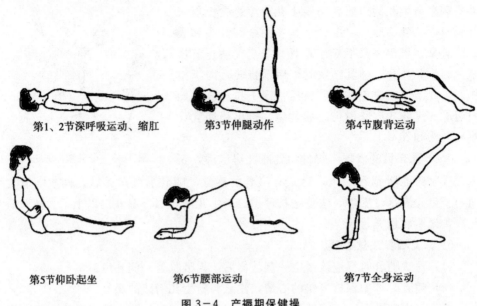

第1、2节深呼吸运动、缩肛　　　第3节伸腿动作　　　第4节腹背运动

第5节仰卧起坐　　　第6节腰部运动　　　第7节全身运动

图3-4　产褥期保健操

体情况适当延迟时间，如会阴切开缝合术拆线后伤口未完全愈合牢固时，不宜多走动或从事动作太大的锻炼，产后2周可开始做膝胸卧位，预防或纠正子宫后倾。剖宫产产妇手术第2天尿管拔出后才可下床活动，此后可根据自身情况适当活动，但避免使用腹压。剖宫产7日后，一般产后10日，切口拆线不痛时，可以由简单的动作开始，循序渐进地做保健操。

（二）准备

锻炼场地、床或地垫、擦汗的干净毛巾、音响设备等。

（三）方法

运动量应由小到大，由弱到强，循序渐进练习。正常情况下在产后第2日开始，每1～2日增加1节，每节做8～16次。出院后继续做至产后6周。

第1节：仰卧，深吸气，收腹部，然后呼气。

第2节：仰卧，两臂直放于身旁，进行缩肛与放松动作。

第3节：仰卧，两臂直放于身旁，双腿轮流上举和并举，与身体呈直角。

第4节：仰卧，髋与腿放松，分开稍屈，脚底放在床上，尽力抬高臀部及背部。

第5节：仰卧坐起。

第6节：跪姿，双膝分开，肩肘垂直，双手平放床上，腰部进行左右旋转动作。

第7节：全身运动，跪姿，双臂支撑在床上，左右腿交替向背后高举。

（四）注意事项

（1）运动量应逐渐增加，动作幅度由小到大，运动时间由短到长。

（2）可能有恶露反复，应注意观察，颜色不是鲜红色、不超过经量问题不大，如果量超过月经量，见鲜红色血液应停止做保健操，及时到医院就诊。

（3）做完保健操后，如果出汗应适量补充水分，擦汗后用温水淋浴，淋浴时间不宜过长。

二、瑜伽锻炼法

瑜伽主要都是拉伸锻炼，对年轻的妈妈们形体恢复有一定的帮助，但要以能够承受为度，不应强求。一般自然分娩可在 2 周左右开始练习，剖宫产最好在 8 周后开始练习。瑜伽练习应空腹进行，在练习过程中，可以配上悠扬轻柔的瑜伽音乐，会达到更佳的运动体验。

1. 腹部锻炼

（1）跪坐或盘腿坐在垫子上，脊柱保持挺拔，开始腹式呼吸，先轻轻地吸气，使腹部慢慢向外鼓起，手指分开；然后慢慢呼气，使腹部慢慢向内收回，手指再合起。重复 6～10 次。

（2）仰卧，双手置于身体两侧；呼气，同时屈右腿，双手扶膝，保持 2～4 个自然的呼吸；然后吸气，还原。再做呼气屈左腿重复。

2. 肩臂锻炼

（1）吸气，同时双脚开立，双臂向前平举，掌心相对；再呼气，同时左臂弯曲，左手压在右臂上，带动右臂向左侧拉伸，头部向右转。重复 2～4 次。相反的方向重复一遍。

（2）吸气，同时双手举过头顶，再呼气，同时右臂掌心贴住后背，左手扶住右臂的肘关节，慢慢将右臂拉向左侧。重复 2～4 次。相反的方向重复一遍。

3. 背部锻炼　双腿屈膝，跪撑。吸气，同时右腿向后伸，抬头，双眼直视前方；然后呼气，同时屈右膝，慢慢将右腿内收，靠向胸口，双眼下看，用鼻尖触膝盖；再还原。相反的方向重复一遍。

4. 骨盆锻炼　双腿分开，跪立。呼气，同时上体慢慢后仰，双手肘关节依次落地，头顶触地，后背触地，双臂慢慢举过头顶，肩胛骨不离开地面（可以在腰部下方放软垫）；然后呼气，双臂还原，上体慢慢还原。

三、腹部锻炼

有助于恢复腹部肌肉弹性，防止腹部隆起。锻炼时间和注意事项参考产褥期保健操。

（1）仰卧床上，双膝弯曲，双脚掌平放床上，双手放在腹部，进行腹式深呼吸，使腹部隆起、放松。

（2）仰卧床上，双手抱在头枕部，胸腹稍抬起，双腿伸直轮流上举，幅度由小到大，动作由慢到快，次数由少到多。

（3）仰卧床上，双手握住床栏杆，双腿同时伸直、脚尖绷直，上举达90°再放下，反复多次。

（4）双手放在身体两侧，支撑住床，双膝弯曲，双脚掌蹬在床上，臀部尽量抬起，坚持4秒钟放下。

（5）双手放在身体两侧，双腿尽量上举后如蹬自行车一般轮流蹬。

（6）站床边双手扶床，双脚向后使身体呈一直线，双臂弯曲，身体下压，坚持3秒钟后前臂伸直，身体抬起。

四、运动美胸

产后除佩戴合适的胸罩、正确哺乳、按摩乳房、多补充维生素 E 和维生素 B 类食物外，还可以通过运动来锻炼胸部肌肉达到美胸的目的。

1. 扩胸运动 身体直立，双脚与肩同宽，双臂平举，然后双臂平行弯曲用力向后伸展，扩胸时呼气、收臂时吸气。

2. 地板运动 躺在地板上，双膝弯曲，双脚平放地面，抓起哑铃，收腹、提臀、腰部紧贴地板，手心向上，双手举起哑铃，使其在前胸上方停3秒钟再放下。

3. 俯卧撑运动 身体平直俯卧，双手撑起身体，使双臂与床垂直。双臂弯曲向床俯卧撑住，然后收腹挺胸慢慢将上身抬起，每日争取做15个，数量逐渐增加。

4. 后仰运动 双膝跪在床或垫子上，双手放在身后撑地，再慢慢挺起胸部，头尽量后仰，保持15秒钟后恢复原体位。

第七节　产后心理调适

产褥期，产妇须从妊娠期和分娩期的不适、疼痛、焦虑中恢复，维持心理平衡，消除心理问题，接纳家庭新成员，组成新的家庭，这一过程称为心理调适。

一、心理调适的分期

根据鲁宾（Rubin）的研究，将产褥期心理调适过程分3个时期。

1. 依赖期 产后1～3天，此期产妇往往很疲惫，很多需要是通过别人来满足，如对孩子的关心、喂奶、洗澡等，产妇较多地谈论自己妊娠和分娩的感受。

2. 依赖—独立期 产后 3~14 天，此期产妇表现出较为独立的行为，开始学习和练习护理自己的孩子，主动参与力所能及的活动，关注周围的人际关系。这一时期也可能因为产妇感情脆弱，妊娠和分娩的痛苦经历，产后承担太多的母亲责任，丈夫注意力转移到新生儿等原因造成情绪压抑。

3. 独立期 产后 2 周至 1 个月。此期新家庭形成并正常运作。

二、产后心理问题

受产妇年龄、生理、心理、家庭与社会、妊娠与分娩以及新生儿健康状况等多方面因素的影响，产妇产后会产生复杂的心理状态，往往情绪不稳定，表现为或情绪高涨、高兴、兴奋，或情绪压抑、抑郁、哭泣。如果自我调适不当，缺乏支持和帮助，容易出现心理问题。产后沮丧和产褥期抑郁症是产妇先后容易出现的心理异常状况，约半数产妇产后 1 周常出现悲伤、哭泣等情绪失控状况，正常情况下 2 周后逐渐减轻，若持续时间长，会导致产褥期抑郁症，严重者危及产妇和新生儿的安全，因此，应积极预防、及时发现、准确判断、及时疏导，促进产妇心理健康。

三、产后心理评估

产后，月子护理人员应通过沟通、交流了解产妇对分娩经历的感受，了解产妇对自我形象是否满意、是否能满足孩子的需要并表现出喜悦、是否在积极有效地锻炼身体、是否主动学习护理孩子的知识和技能、是否能接受孩子的性别及容貌、是否能正确理解孩子的行为，以及产妇家庭氛围是否和谐、产妇心理、精神状况是压抑还是抑郁等。

四、产后心理问题预防

（一）妊娠期

产妇心理状况会受妊娠、分娩期很多因素，特别是一些异常因素的影响，因此从妊娠期开始，孕妇就要关注自己的心理状态，积极纠正不良心态，保持精神愉快，通过孕妇学校、网络、书籍等各种途径学习有关妊娠、分娩的常识，育婴的技能，做好"准"母亲的心理准备和知识、技能准备，争取成为一名合格的母亲。孕妇的丈夫和产前就参与护理的月子护理人员（家属或月嫂）要关心孕妇，及时发现孕妇的异常心理状态，积极给予帮助和正面引导。

（二）分娩期

分娩期一方面助产士或医生应正确处理产程，必要时行导乐分娩或及时给予剖宫产处理，避免产妇紧张或体力消耗过多，减轻疼痛对产妇的不良刺激，将产妇和新生儿的损伤降到最低程度，另一方面医护理人员的微笑服务，产妇的丈夫和提前参与的月子护理人员（家属或月嫂）的陪伴，可以给产妇安全感和信心。如果此期能及时发现产妇异常心理状态，积极给予心理疏导，可以避免产妇产时心理问题延续到产后。

（三）产褥期

产褥期在加强产后一般护理的同时应注意观察产妇的情绪变化，多与产妇沟通，主动关心产妇，取得产妇的信任，帮助产妇解决遇到的实际困难，及时发现产妇的情绪问题，及时给予疏导，同时，在取得产妇同意的基础上将产妇的情绪变化及其原因告诉家属，争取家属的支持和配合，共同帮助产妇度过心理危机。

五、产妇心理护理

积极做好产妇的心理护理，指导产妇照顾自己的孩子并逐渐承担起母亲的责任，有助于产妇建立健康、和谐、幸福的新家庭。对产后心理状况正常者，只需加强产褥期心理问题预防即可，已经出现异常心理状况的产妇，应加强护理。

（1）加强产后护理：给产妇提供舒适、安静的休养环境，必要时播放一些轻松的音乐。指导产妇生活规律、注意休息、劳逸结合、加强营养、适度锻炼、增强体质、注意个人卫生、避免产褥期感染。鼓励产妇力争早日康复，更好地履行母亲的责任。产妇会由此更加健康、自信和精神愉快。

（2）做到母婴同室：便于在产妇充分休息的基础上，让产妇多抱孩子，更多地接触自己的孩子，逐渐参与护理孩子，培养母子感情，同时可以使产妇感到愉悦，有利于产妇增长护理新生儿的知识和技能，促使母亲角色的转换和产生成就感。但注意应同时指导产妇在体力没有恢复前多休息，避免因新生儿哭闹或产妇护理新生儿过于劳累而适得其反。

（3）提供知识指导：可利用多媒体、健康教育手册等资源，指导产妇自我护理和学习新生儿护理的知识、技能。如指导产妇饮食、休息、活动；指导产妇褥汗、乳房胀痛、宫缩痛等的处理方法；指导新生儿喂养、洗澡、抚触、游泳等育婴技术；指导观察新生儿不适，及时发现常见问题，并给予健康咨询和保健指导，以减少产妇的困惑和无助感，增加其做好母亲的信心。

（4）进行有效沟通：与有异常心理状态的产妇沟通前最好先通过产妇及家属了解一些产妇的生活习惯、喜好与禁忌。沟通时要注意讲话的艺术，多使用一些鼓励的语言，争取让产妇敞开心扉，说出自己的感受；关心、爱护产妇，力所能及地帮助产妇解决实际生活中遇到的问题，并针对产妇具体情况给予疏导。

（5）指导产妇自我调适：鼓励产妇要乐观地看待眼前的问题，多与丈夫、家人和朋友进行沟通和交流，积极寻求合理解决问题的办法，凡事尽力而为。当产妇抱怨家人或其他医务工作者时，应积极引导产妇换位思考，善意理解家人和医务工作者的言行。有不良个性的产妇应根据其具体情况给予相应的指导。

（6）争取家庭与社会的支持：指导产妇的丈夫和家人在关心孩子的同时更要关心身心疲惫的产妇，特别是手术产及存在抑郁症高危因素的产妇。同时指导和鼓励丈夫及家人参与新生儿的护理，产后 3 天内，主动为产妇及孩子提供日常生活护理，避免产妇劳累。尽力减少或避免产妇受到刺激，减轻产妇生活中的应激性压力，想办法使产妇保持愉快的心情，使其早日参与护理新生儿，增强产妇的责任感。指导产妇的丈夫和家人积极营造快乐、和睦的家庭氛围，让产妇感受家庭的温暖。

（7）警惕产妇的伤害行为：产后抑郁症患者有自伤、伤人行为。因此，对诊断为抑郁症或观察有明显抑郁症状的产妇应高度警惕有无伤害性行为，注意做好安全防护措施，重者请医生处理。

（8）配合治疗和护理：学会心理治疗方法，配合医生在日常护理中进行心理治疗。需要药物治疗、物理治疗的产褥期抑郁症产妇，要耐心给产妇及其家属解释疾病的缘由、服药和物理治疗的目的，争取产妇和家属的配合。也可以用食疗护理，饮食中增加富含锰、镁、铁和维生素 B_6、维生素 B_2 等营养素的粗粮、全麦、麦芽、花生、葵花籽、新鲜绿叶蔬菜和海产品等，缓解产妇的紧张和忧虑。

新生儿护理篇

第四章　新生儿的身心特点

新生儿是指从脐带结扎到出生 28 日的小儿。临床上根据新生儿的胎龄的不同分为：①足月儿，指胎龄满 37 周至不满 42 周（260～293 日）出生的新生儿。②早产儿，指胎龄满 28 周至不满 37 周（196～259 日）出生的新生儿。③过期产儿，指胎龄超过 42 周（294 日）出生的新生儿。此外，有可能或已发生危重情况而需特殊监护的新生儿称为高危儿。

早产儿、足月儿和过期产儿身心特点各有不同。其中早产儿呼吸、消化、泌尿等系统都尚未发育成熟，出生后伤残率和死亡率较高；足月儿全身各系统相对来说基本发育成熟，生存能力较强；过期产儿如果胎盘功能正常，则生理特点基本同足月儿，但如果胎盘功能低下，胎儿在宫内缺氧或出生时难产导致出生后新生儿窒息也会影响其生存率（在第四节中新生儿窒息中介绍）。熟悉新生儿身心特点，能帮助我们更好地了解新生儿护理的原因和护理方法。

一、新生儿外观特点

足月儿与早产儿外观上有所不同，如表 4－1 所示。

表 4－1　足月儿与早产儿外观比较

	足月儿	早产儿
体重	2 500～4 000 g（平均约 3 000 g）	不足 2 500 g
身长	达到或超过 47 cm（平均 50 cm）	不足 47 cm
四肢活动	四肢活动灵活	四肢肌张力低下
哭声	哭声响亮	哭声弱
皮肤	红润、皮下脂肪丰满、毳毛少	绛红、皮下脂肪少、毳毛多
头	头大（占全身比例的 1/4）	头更大（占全身比例的 1/3）
头发	分条清楚	细而乱
耳郭	软骨发育好、耳舟成形、直挺	软、缺乏软骨、耳舟不清楚
乳腺	乳晕明显，乳房结节大于 4 mm，平均 7 mm	乳房无结节或结节小于 4 mm

	足月儿	早产儿
外生殖器		
男婴	睾丸已降至阴囊	睾丸未降或未全降
女婴	大阴唇遮盖小阴唇	大阴唇不能遮盖小阴唇
指（趾）甲	达到或超过指（趾）端	未达指（趾）端
跖纹	足纹遍及整个足底	足底纹理少

二、新生儿生理特点

（一）呼吸系统

新生儿鼻腔相对短小，鼻道狭窄，鼻黏膜富有血管及淋巴管，轻度鼻炎即可发生鼻塞，使吸吮和呼吸发生困难。约在出生后 10 秒钟发生呼吸运动，因新生儿肋间肌较弱，呼吸主要依靠膈肌的运动，故以腹式呼吸为主。因为新生儿代谢快，需氧量多，使呼吸浅而快，一般安静时约 40 次/分，日龄越小，呼吸次数越多，新生儿啼哭、哺乳、洗澡呼吸次数增加，如果达到 60～70 次/分，为呼吸急促，常与呼吸系统或其他系统疾病有关。正常新生儿可有呼吸节律不齐，早产儿呼吸中枢较足月儿更不成熟，调节功能更差，故呼吸浅快而不规则，甚至出现呼吸暂停现象（呼吸暂停指呼吸停止超过 15～20 秒；或呼吸停止不超过 15～20 秒，但伴有心跳减慢，皮肤青紫或苍白，肌肉张力减低）。

（二）血液循环系统

新生儿血流多集中分布于躯干及内脏，故肝脾常可触及，四肢容易发冷，出现发钳。足月新生儿血小板数与成人相近。红细胞、血红蛋白、白细胞计数较高，分别于 1 周、3 日后下降。早产儿白细胞、血小板稍低于足月儿。

新生儿耗氧量大，心率较快，易受啼哭、吸乳等多种因素影响，波动较大，约 90～160 次/分。足月儿血压平均为 70/50 mmHg。与足月儿相比，早产儿心率偏快、血压较低。

（三）消化系统

足月新生儿胃容量较小，肠道容量相对较大，胃肠蠕动较快，可适应较大量流质食物的消化。足月新生儿吞咽功能完善，但食管无蠕动，胃贲门括约肌不发达，胃呈水平位，故在哺乳后容易发生溢乳。足月新生儿消化蛋白质的能力较好，消化淀粉的能力相对较差，故以母乳喂养为佳。肝内尿苷二磷酸葡萄糖醛酸基转移酶不足，容易产生生理性黄疸。足月新生儿一般生后 24 小时内开始排出墨绿色黏稠的胎粪，内含胆汁、肠道分泌物、上皮细胞及胎儿吞咽下的羊水中的毳毛，胎粪一般 2～3 日排完，如果出生后 24 小时不见胎粪排出，应检查是否存在消化道畸形或肛门闭锁。哺乳后胎粪逐渐转成黄色、糊状，每日 3～5 次。

早产儿吸吮能力差、吞咽反射不健全、胃容量较小，容易出现哺乳困难和吸入性肺炎。因肝内糖原贮存少及肝脏酶活性不足，更容易导致低血糖，生理性黄疸较足月新生儿重，而且持续时间长。由于胎粪形成较少，肠蠕动无力，胎粪排出常延迟。

（四）泌尿系统

足月新生儿肾基本发育完善，但功能尚不成熟，不能有效处理过多的水和其他溶质，容易发生水肿和电解质代谢紊乱。足月新生儿一般于生后 24 小时内排尿，如生后 48 小时不排尿，需检查原因。一般出生后第 1 日排尿次数为 2～6 次，以后逐渐增加，1 周后约每日 20 次。生后头几日内，尿略混浊，放置后有红褐色沉淀，为尿酸盐结晶，无须处理。早产儿肾功能相对更差，容易出现低钠血症和糖尿。

（五）免疫系统

足月新生儿在胎儿期通过胎盘从母体获得 IgG，故出生后 6 个月内对多种传染病具有免疫力，如麻疹、风疹、白喉等；其主动免疫力尚未发育完善，巨噬细胞对抗原的识别能力差，免疫反应迟钝；缺乏 SIgA，易患消化道、呼吸道感染性疾病；自身产生的 IgM 不足，又缺少补体及备解素，使其对革兰氏阴性细菌及真菌的杀灭能力差而容易引起败血症。早产儿免疫系统功能相对更差。

（六）神经系统

足月新生儿大脑皮质兴奋性低，睡眠时间长，觉醒时间短。睡眠分深睡和浅睡，深睡面部肌肉放松、眼睛闭合、呼吸均匀、偶尔惊跳或轻微嘴动；浅睡会出现多种面部表情，眼睛偶尔睁开，眼睑时有颤动，眼球快速运动，肢体偶尔活动。睡眠时间一般每日 20 小时以上，随着大脑发育，睡眠时间逐渐减少，觉醒时间逐渐变长。觉醒分瞌睡、安静、活跃、啼哭 4 种状态，其中安静是一种理想状态，新生儿会表现出微笑、发出声音和躯体活动，并对说话的人做出反应；瞌睡通常是在刚睡醒或想入睡前，这时新生儿眼睛通常半睁半闭，眼睑闪动，目光呆滞，反应迟钝，有时出现面部表情变化和轻度惊跳，此期应保持安静，避免打扰。

足月新生儿出生时就具有原始的反射功能，如觅食反射、吸吮反射、握持反射和拥抱反射，一般数月后自然消失。如果足月新生儿这些反射减弱或消失，或数月后仍然不消失，提示可能有神经系统疾病。早产儿神经系统反射情况与胎龄有关，胎龄越小越不容易引出原始反射。

1. **觅食反射** 用手指或乳头轻触新生儿口角或面颊部，新生儿就会将头转向被触摸的这一侧，并有张嘴、觅食动作，此反射一般在生后 3～4 个月消失。

2. **吸吮反射** 将乳头或手指放在新生儿两唇之间或口中，即可引起吸吮动作。一般在出生后 4 个月消失。

3. 握持反射 将手指或笔杆等物触及新生儿手心时，新生儿立即握住不放。一般出生后 3 个月消失。

4. 拥抱反射 突然改变新生儿姿势（让其仰卧，托稳其头颈部，突然放低头位，使头向后倾下 10°～15°）或突然让其听到较大的声音时，新生儿会两臂外展伸直，继而屈曲内收到胸前，呈拥抱状。此反射在生后出 4～5 个月消失。

（七）体温

新生儿体温调节中枢发育不完善，基础代谢较低，皮下脂肪少，体表面积相对较大，容易散热，其体温易受外环境温度的影响波动较大，因此，新生儿出生后如果环境温度过高，如室温高或过度保暖，可引起体温升高导致新生儿脱水热；环境温度过低，如室温过低或保暖不好，可发生低体温和皮肤硬肿现象，称为新生儿硬肿症（见新生儿常见疾病护理）。

知识链接

脱水热

室温过高时，新生儿皮肤蒸发的水分增加，如母乳摄入不足则血液浓缩，体温可突然上升达 39～40 ℃，称为脱水热。多见于出生后 3～4 天正常母乳喂养的新生儿，表现为新生儿突然体温升高、烦躁不安、哭泣、口唇干燥，但一般情况良好。补充水分、松解衣裤及降低环境温度后即可缓解。

新生儿无寒战反应，低温下依靠棕色脂肪产热。早产儿体温调节中枢发育更不完善，棕色脂肪少，产热能力差，汗腺发育差，寒冷时更易引起硬肿症，环境温度高时体温更容易升高。

新生儿因出生体重、出生后日龄的不同，对环境温度要求不同，一般体重越低、日龄越小，所需要的环境温度越高。新生儿正常体表温度是 36.0～36.5 ℃，正常核心（直肠）温度为 36.5～37.5 ℃，适宜的环境湿度是 50%～60%。

（八）皮肤黏膜

新生儿出生时，全身皮肤被一层灰白色胎脂覆盖，以早产儿明显，胎脂具有保护皮肤、减少散热的作用。出生后胎脂如不及时吸收或清除，可分解成脂肪酸刺激皮肤引起新生儿局部皮肤糜烂。新生儿皮肤薄嫩，易受损伤而发生感染。脐带经无菌结扎后逐渐干燥，残端在 3～7 日脱落。

（九）特殊生理现象

1. 生理性体重下降 新生儿出生后 2～4 日，由于摄入少，大小便、皮肤及呼吸水分的蒸发，体重较出生体重下降 6%～9%，称生理性体重下降。约一周末降至最低点，下降范围一般不超过 10%，7～10 日恢复到出生时水平。

2. 生理性黄疸 新生儿出生后，由于体内红细胞破坏增加，产生大量间接胆红素，而其肝内葡萄糖醛酸转换酶活力不足，不能使间接胆红素全部结合成直接胆红素从胆道排出，导致高胆红素血症，致皮肤、黏膜及巩膜发黄。一般于出生后 2~3 日出现，4~5 日达高峰，5~7 日消退，最迟不超过 2 周，称生理性黄疸。早产儿出生后 3~5 日出现，5~7 日达高峰，7~9 日消退，最迟可延长到 3~4 周。如果黄疸 24 小时内出现，血清总胆红素值高，黄疸持续时间长或退而复现，属于病理现象，应及时就诊。

3. **乳腺肿大及假月经** 受母体胎盘分泌的雌、孕激素影响，男、女新生儿出生后 4~7 日可发生乳腺肿胀，如蚕豆至鸽蛋大小，甚至有乳汁样液体排出，切勿挤压，以防引起感染，一般 2~3 周后自行消退。部分女婴出生后 1 周内阴道可有白带及少量血性分泌物，1~2 日自然停止。

4. **"上皮珠""马牙"和"螳螂嘴"** 在新生儿上腭中线和齿龈切缘部位有散在黄白色、米粒大小的隆起，称"上皮珠"和"马牙"，系上皮细胞堆积或黏液腺分泌物潴留所致，出生后数周可自行消失，切忌挑割，以免发生感染；新生儿口腔两面颊部有较厚的脂肪层称颊脂体，俗称"螳螂嘴"，可帮助吸吮。

5. **新生儿红斑、粟粒疹** 新生儿出生 1~2 日，其头部、躯干及四肢出现大小不等的多形红斑称为新生儿红斑，1~2 日后消失；新生儿鼻尖、前额等部位出现黄白色粟粒大小的斑点称为粟粒疹，系皮脂腺淤积所致，一般 2 周内自然消退。

三、新生儿心理发育特点

新生儿出生后其感知觉多已经形成，丰富而良好的环境刺激，会给新生儿提供一个很好的智力和心理培养、发展的空间。

1. **视觉** 新生儿出生后就有对光反射，研究发现新生儿出生后 15 日有辨别颜色能力，3 周后视线开始集中到物体上，视野范围相当于哺乳时与母亲脸的距离。研究还发现新生儿对一些视觉刺激有特殊偏爱，如鲜艳的颜色（特别是红色）、运动中物体、黑白对比鲜明的物体等。

2. **听觉** 胎儿对声音具有感知能力，新生儿出生后几小时就能表现出对声音的定位能力，新生儿对听起来像人说话的音高和频率的声音比较敏感，比如母亲的声音。

3. **触觉** 新生儿触觉敏感，抚摸新生儿能引起新生儿反应，因此可以通过轻抚和按摩来与新生儿沟通情感。此外，新生儿一出生就有温觉反应，并具有一定的调节体温的能力。

4. **味觉** 是新生儿出生时发育最完善的感觉，对不同味道的刺激能以面部表情和身体活动等方式做出反应。

5. **嗅觉** 新生儿出生后就有嗅觉，并形成自己的嗅觉习惯和嗅觉适应，出生 1 周能辨别不同气味，且能辨别自己母亲与别人母亲乳味的不同。

第五章　新生儿的护理

第一节　新生儿出生后即刻护理

新生儿出生后即刻护理指新生儿刚出生时的护理，首先要清理呼吸道，使胎儿呼吸道通畅，能够自主呼吸。

1. **清理呼吸道**　胎儿娩出后，用新生儿吸痰管轻轻吸除新生儿咽部、鼻腔的黏液和羊水，以免发生新生儿窒息和新生儿吸入性肺炎。抽吸黏液、羊水时使新生儿取鼻吸气位（新生儿头轻度仰伸位），保持呼吸道通畅，抽吸动作应轻柔，时间不宜过长，吸力不宜过大，以免损伤黏膜。

2. **刺激啼哭**　确认呼吸道黏液和羊水已吸净而仍无啼哭时，可用手轻拍新生儿足底或按摩背部。新生儿大声啼哭表示呼吸道已通畅。

3. **保暖**　新生儿出生前产房室温应保持 22～26 ℃，新生儿娩出后用无菌巾擦干全身的羊水与血迹，尽快放置在事先准备好的保暖处理台上进行常规护理。

4. **Apgar 评分**　新生儿出生后 1 分钟时进行 Apgar 评分（表 5-1），Apgar 评分的五项标准满分都是 2 分，总分满分为 10 分。8～10 分属正常新生儿，4～7 分为轻度窒息，0～3 分为重度窒息。Apgar 评分是一个量化评价新生儿情况的客观方法，有助于反映新生儿的总体状况和对复苏的反应。然而复苏必须在 1 分钟 Apgar 评分前开始，因此，Apgar 评分不能用于决定新生儿是否需要复苏以及需要哪些复苏和何时使用这些复苏方法。但是评分的要素（呼吸、心率、皮肤颜色）决定了何时和如何进行复苏，另外两个要素（肌张力、喉反射）反映了神经系统状况。

表 5-1　新生儿 Apgar 评分法

体征	0 分	1 分	2 分
每分钟心率	0	＜100 次	≥100 次
每分钟呼吸	0	浅、慢，不规则	规则，啼哭
肌张力	松弛	四肢稍屈曲	活动活跃
喉反射	无反射	皱眉	哭声响亮
皮肤颜色	青紫、苍白	躯干红，四肢青紫	全身粉红

Apgar 评分应在出生后 1 分钟和 5 分钟进行，如 5 分钟评分小于 7 分，应每 5 分钟再进行一次评分，直到出生后 20 分钟。

5. **脐带处理**　目前用气门芯、棉线、脐带夹等方法处理脐带。

（1）气门芯结扎法：用 75% 乙醇消毒脐带根部周围，用套有气门芯的血管钳于脐轮上 0.5～1 cm 处钳夹，在血管钳上 0.5～1 cm 处断脐，牵引气门芯上棉线，将橡皮圈绕过止血钳顶端，套在止血钳下方，检查无脐轮组织套入，挤净残血，用碘伏消毒脐带残端，最后用无菌纱布覆盖，脐带布包扎。

（2）棉线结扎法：用 75% 乙醇消毒脐带根部周围，在距脐根 0.5 cm 处用无菌粗丝线结扎第一道，再在结扎线外 0.5 cm 处结扎第二道。丝线结扎时要注意扎紧，防止脐出血，同时避免用力过猛造成脐带断裂。在第二道结扎线外 0.5 cm 处剪断脐带，挤出残余血液，用 20% 高锰酸钾液或碘伏消毒脐带断面，注意药液切不可接触新生儿皮肤，以免发生皮肤灼伤。待脐带断面干后，用无菌纱布覆盖好，脐带布包扎。

知识链接

延迟结扎脐带及挤勒脐带血

现在提倡延迟结扎脐带及挤勒脐带血，新生儿可从胎盘获得至少 20% 的血容量，可以预防贫血，增加抵抗力，预防感染等。具体做法：新生儿出生至少 30 秒后断脐，在距离脐轮 20 cm 处钳夹脐带，将脐带血向脐轮方向挤勒，不超过 4 次，再在距离脐轮 0.5～1 cm 处钳夹套有气门芯的血管钳。

6. **常规护理**　擦净新生儿足底胎脂，打足印及拇指印于新生儿病历上，进行体格检查，了解新生儿身长、体重、头围、四肢活动、有无唇裂、多指、肛门闭锁等畸形后，系上标明母亲姓名、床号、住院号、新生儿性别、出生体重和出生时间的手腕带。做到早接触、早吸吮，让新生儿在出生 30 分钟内吸吮母亲的乳头，同时观察新生儿吸吮力。

第二节　新生儿日常护理

一、环境

提供母婴同室，要求环境安全、舒适。房间向阳、光线充足、空气流通，室温保持在 22～24 ℃（早产儿室温维持在 24～26 ℃），相对湿度保持在 50%～60%。由于新生儿体温调节中枢发育不完善，体温随环境温度变化较大。冬天环境温度过低可使新生儿体温不升，应注意保暖，夏季环境温度过高，若衣被过厚，容易引起脱水热。因此，新生儿体温过高或过低时，应首先排除环境因素的影响。

二、保暖

新生儿出生后应立即擦干全身羊水，并采取保暖措施。早产儿体重小于2 000 g者应放在温箱中。无条件者可采用热水袋、取暖器、空调等保暖方法。使用热水袋时要防止烫伤新生儿。由于新生儿头部散热快，寒冷季节应给新生儿带上保暖的帽子。

三、安全

新生儿出生后在病历上打上其右脚印，手腕上戴上写有母亲姓名、床号、住院号和婴儿性别、体重、出生日期的腕带，洗澡时严格核对，防止抱错；为防止新生儿坠床，新生儿床都有床档；哺乳时指导母亲正确的哺乳姿势，避免乳房堵塞新生儿口鼻；母亲睡觉时不宜哺乳，以免熟睡时压迫新生儿导致窒息；每次哺乳后将新生儿竖抱轻拍背部，排出咽下的空气后让新生儿取右侧卧位，防止溢乳和呕吐引起窒息。

四、睡眠

新生儿睡眠时间长，一般每日有 20 小时以上。为了保证新生儿睡眠时间，也同时养成孩子良好的睡眠习惯，要求新生儿睡眠环境应保持安静、光线不要太强、空气保持流通、室温在 22～26 ℃。睡觉时应避免抱着新生儿入睡，不要用摇床、拍背等方法促进新生儿入睡，更不能让新生儿含乳头睡觉。睡觉的时间可以尽量保持固定，床加上护栏，以防新生儿意外坠落受伤。睡觉的姿势建议采用左右交替侧卧位。

五、喂养

新生儿生后半小时就可喂母乳，对母乳充足的母亲主张纯母乳喂养。鼓励按需哺乳，亦可先试喂适量糖水，以排除消化道畸形。无母乳者，选择适宜配方乳人工喂养，每 3 小时 1 次，每日喂 7～8 次，乳量应从少逐渐增多，如果喂乳后新生儿安静、无腹胀和体重增长说明乳量供应充足。喂养方法根据新生儿的吸吮、吞咽功能而定，吞咽功能差者用滴管、胃管或静脉供给营养。用奶瓶哺乳时应选择容易清洗的直式奶瓶，注意奶嘴、奶嘴孔大小（以奶瓶垂直倒置奶液流出速度 1 滴/秒为宜），避免呛乳，哺乳后处理同母乳喂养。早产儿应尽早喂养，以防低血糖发生；最好母乳喂养，无法母乳喂养者可给予配方奶；由于早产儿缺乏维生素 K_1，出生后应肌内注射维生素 K_1 以防出血。

人工喂养

人工喂养是指由于多种原因不能进行母乳喂养,而采用配方奶粉或其他乳制品喂养的方法。见于母亲患急性乳腺炎、恶性肿瘤、精神病、严重心脏病以及艾滋病、严重乙型肝炎等传染病需暂停、不宜或不能哺乳者。人工喂养奶具一般选择比较容易清洗的直式奶瓶,可根据新生儿情况选择慢流量奶嘴,以奶瓶垂直时奶液流速 1 滴/秒为宜;1~2 周新生儿平均每次人工喂养奶量为 60~90 mL,2~4 周新生儿平均每次人工喂养奶量为 90~120 mL;配方奶按奶粉包装说明用 40~50 ℃温开水冲调,或按奶粉包装说明用温水冲调后滴在手腕内侧感觉不冷不烫后喂养;奶瓶喂养时与母乳喂养一样,将新生儿抱在母亲臂弯中,奶头轻触新生儿嘴角,让新生儿吸吮到,保持奶瓶有一定的倾斜度但瓶底不能太高,使奶头中充满奶液即可;每次喂养约 15 分钟,两次喂养约间隔 3 小时,中间可给新生儿喂点白开水;喂奶时保持愉快的心情,注意与新生儿情感的交流;喂奶结束后将新生儿抱起轻拍背部 1~2 分钟,排出胃内空气,以防吐奶;用过的奶瓶立即用清水洗净,奶嘴、奶圈拆开与奶瓶一起消毒备用。

六、排便

大便性状变化与新生儿营养及有无肠道感染有关,新生儿在生后 24 小时内排胎便(胎便呈糊状,为墨绿色),2~3 日排完。正常母乳喂养新生儿大便为黄色或金黄色、膏状、略带酸味,每日 3~5 次。如消化不良时,排便次数增多,粪质与水分分开呈蛋花汤样;喂糖过多时,大便呈泡沫状、带酸味;用牛乳喂养时,大便淡黄色,干燥结块并带臭味;进食不足时,大便呈绿色、量少,次数多;肠道感染时,排便次数多,呈稀便或水样便,或带黏液脓性并有腥臭味。应每日大便后用温水清洗臀部,保持臀部清洁干燥,勤换尿布,预防尿布疹。

七、啼哭

新生儿娩出后由于本能而啼哭。随着大脑皮层和感觉器官的发育,啼哭成为新生儿生理、心理需要的表达方式,饥饿、过暖、刺激、疼痛、不适等都可引起啼哭。如啼哭时声音洪亮、面色红润,哺乳后哭声即停止,多表示饥饿;如哭声尖且伴烦躁,又有难产或分娩损伤史者多表示颅脑损伤;如哭声低弱伴呻吟,且有面色青灰、呼吸急促、精神萎靡,则提示可能有心肺功能异常。

八、衣服

新生儿衣服应柔软、宽松、舒适。款式以容易穿脱为好，胸围和袖口应宽松，尽量用棉布，系带固定，不用纽扣。尿布要用柔软、透气好、吸水强的棉布，避免用化纤品。

> **知识链接**
>
> ### 穿连衣裤方法
>
> 把连衣裤放在床上，展开、平放，将新生儿抱起放在连衣裤上；用手通过连衣裤右侧袖口将新生儿右手牵出，同法牵出左手；再将新生儿右脚牵引出连衣裤右侧裤脚，同法牵出左脚。
>
> ### 脱连衣裤方法
>
> 将新生儿放到床上，从正面解开连衣裤套装，先轻轻把双腿拉出，再将两侧胳膊退出，必要时更换尿布。

九、观察与护理

1. **肌张力及活动情况**　正常新生儿肌张力正常、反应灵敏。如果肌张力过高或低下，提示大脑损伤或有其他异常，如果新生儿嗜睡应给予刺激，引起啼哭后观察。

2. **反射**　了解新生儿神经系统的发育情况，观察各种反射，如觅食、吮吸、吞咽、拥抱、握持等是否存在。如果这些反射活动不能正常出现或消退都提示神经系统异常。

3. **皮肤黏膜**　正常新生儿出生时皮肤有胎脂覆盖，皮肤呈粉红色。如皮肤苍白或青紫提示呼吸不畅或心功能不全等。评估是否有黄疸，皮肤水肿、斑点和胎记等。为保持皮肤清洁，应每日洗澡，可配合抚触。每次大便后用温水清洗臀部，勤换尿布，防止红臀或尿布疹发生。保持脐带残端清洁干燥。口腔黏膜不宜擦洗。

4. **心率**　通过心脏听诊或触摸颞动脉获得。正常为 90～160 次/分，深睡时慢至 100 次/分，啼哭时快至 160 次/分，若持续性 ≥160 次/分或 ≤120 次/分为心动过速或心动过缓。心动过速常见于呼吸窘迫综合征，心动过缓可见于先天性房室传导阻滞。

> **知识链接**
>
> ### 心率测量方法
>
> 将示指、中指按在新生儿手腕桡动脉或颞动脉或颈部颈动脉处，默数 1 分钟新生儿脉搏跳动次数。

5. **呼吸**　足月分娩时胎儿肺液 30～35 mL/kg，经产道挤压后 1/3～1/2 肺液由口鼻排出，其余的肺液在建立呼吸后由肺间质内毛丝血管和淋巴管吸收。选择性剖宫产儿由于缺乏产道挤压和自然分娩过程中所形成的促进肺液清除的肺部微环境，会导致肺液吸收延迟，引起新生儿暂时性呼吸困难。新生儿安静时呼吸 40～60 次/分，如持续超过 60～70 次/分，常由于呼吸或其他系统疾病所致。新生儿呼吸道管腔狭窄、黏膜柔嫩、血管丰富，纤毛运动差，易致气道堵塞、感染、呼吸困难而拒乳。

因此，应注意保持新生儿呼吸道通畅。新生儿娩出后应立即清理呼吸道，入母婴室后继续密切观察新生儿呼吸、面色，如出现面色苍白或青紫、啼哭异常、呼吸急促等，提示呼吸道不畅，应及时去除口腔或鼻腔内的羊水或黏液，采取左右交替侧卧体位，避免窒息。必要时给氧。早产儿可在肩下放置软垫，避免颈部弯曲。切忌给早产儿常规吸氧，以防吸入高浓度氧，或吸氧时间过长，导致早产儿视网膜病。

知识链接

呼吸测量方法

于新生儿安静时轻轻打开新生儿包被，露出胸腹部，观察新生儿呼吸时腹部起伏情况，以一起一伏为呼吸一次，测 1 分钟。

新生儿娩出后立即清理呼吸道。入母婴室后继续密切观察新生儿呼吸、面色，如出现面色苍白或青紫、啼哭异常、呼吸急促等，提示呼吸道不畅，应及时去除口腔或鼻腔内的羊水或黏液，采取左右交替侧卧体位，避免窒息。必要时给氧。

6. **体重**　一般在出生后及每日洗澡后测裸体体重。正常新生儿在生理性体重下降停止后，体重增长约每日 15～30 g，平均每日增长约 20 g，如果新生儿体重下降超过出生时体重的 10%，或出生后 4～5 日体重不回升，或恢复时间延长，应带孩子到医院检查原因。

知识链接

体重测量方法

一般在新生儿沐浴前测体重。室温调整到 26～28 ℃；洗手、向家长做好解释工作；校对体重计；脱去新生儿衣服及尿布，将其轻放在秤盘上，左手悬于婴儿上方，以便保护婴儿安全。读数，为新生儿穿好衣服，做记录。

7. **体温**　新生儿娩出后即及时擦干体表的水分做好保暖。入母婴室后每日测体温 2 次，正常体表温度（腋下测）为 36～36.5 ℃，如体温过低应予保暖；体温过高应先排除是否穿衣过多、被太厚、室温过高，再予处理。

体温测量方法

有测量口腔温度、直肠温度和腋下温度三种，常用的是腋下体温测量。测量前检查体温计读数是否在 35 ℃ 以下，如果在 35 ℃ 以上应用拇指、示指和中指紧捏体温计上端，手腕向下向外甩动，将水银柱甩至 35 ℃ 以下；解开新生儿包被和衣服，擦干腋下，将体温计水银柱一侧放于新生儿腋窝处；让新生儿夹住体温计 5～10 分钟后取出；手拿体温计上端，背光将体温计横放到眼前，转动体温计，观察水银柱上升的刻度；冷水清洗或 75％ 酒精消毒体温计，擦干后放入体温计套中。

8. 脐部 断脐后密切观察脐部出血情况，保持脐部清洁干燥。一般新生儿出生后 2～6 小时易发生脐带渗血或出血，与脐带结扎不紧、啼哭、排便时腹压增高等因素有关。新生儿脐部平时应保持干燥，避免被尿液污染。每日洗澡后用碘伏消毒脐带残端及脐轮周围，然后用无菌纱布覆盖包扎。包扎敷料应保持干燥清洁。尿布使用时注意勿让其超过脐部，以免尿粪污染包扎敷料和脐部。脐带一般 3～7 日脱落。

9. 皮肤与臀部 观察新生儿皮肤和臀部。新生儿娩出后应尽快擦净其皮肤表面血迹，产后 6 小时后去除胎脂，剪去过长的指（趾）甲。为预防皮肤疾病促进舒适，新生儿所有衣服、尿布、被单要求清洁、柔软，要每日给新生儿沐浴，经常更换体位，防止局部皮肤受压。为预防红臀，应定时更换尿布，大便后用温水清洗臀部，蘸干后涂上 5％ 鞣酸软膏。尿布应松紧适宜，不用橡皮布或塑料纸作为婴儿床垫。

更换尿布方法

让新生儿平卧床上，解开包被和被大小便污染的尿布。一手握住新生儿两脚轻轻提起，露出臀部，另一手用尿布干净处擦净会阴部。将尿布污染部分内卷取下，放入尿布桶。大便后用温水清洗臀部，清洗时用一侧手臂和肘部护着新生儿腰部，手托住新生儿大腿根部和臀部，另一只手清洗臀部，用毛巾蘸干水分。再将新生儿放于床上，握住新生儿两脚提起，使臀部抬高，将准备好的清洁尿布一端垫于新生儿腰骶部，放下双脚，将新生儿两腿间的另一端尿布展开，覆盖于下腹部，系上尿布带。整理好新生儿衣被，洗手。

注意：换尿布前应注意剪指甲，取下手表、戒指等物，用肥皂水洗手；室温要求 24～28 ℃，关闭门窗；尿布用质地柔软的棉制品；尿布包扎松紧适当，防治影响新生儿活动或大便外溢；仔细观察大小便颜色、性状及臀部是否清洁、干燥；更换尿布动作应快，防止新生儿受凉，同时应主动与新生儿进行语言沟通。尿量多者可在尿布上再垫一层，女婴垫于臀下，男婴盖于会阴部。

沐浴

每日晨给新生儿沐浴。沐浴方法有淋浴、盆浴和床上洗澡。在医院内以淋浴为主，在家里以盆浴为主，手术产儿因制动用床上擦浴。

1. 沐浴注意事项

（1）新生儿出生后体温未稳定前不宜沐浴。

（2）沐浴过程中不能离开新生儿并始终用手接触和保护新生儿。

（3）给新生儿沐浴时动作要轻而敏捷，防止其受凉及受伤。

2. 沐浴的准备

（1）环境：室温26～28℃，水温38～42℃，一般用手腕内侧测试较暖即可。

（2）物品：新生儿衣服、尿布、大毛巾、温湿小毛巾、小浴巾、婴儿沐浴液、婴儿爽身粉、软膏、碘伏、棉签。塑料布、磅秤、淋浴洗澡装置或浴盆等。

（3）新生儿：洗澡前1小时不要喂奶。

（4）护士或月子护理人员：修剪指甲、洗手。

3. 淋浴步骤（医院护理）

（1）将新生儿抱至洗澡台上，取下标牌，解衣裤、尿布，核对母亲姓名、新生儿性别（手圈、标牌、外生殖器一致），脱去衣裤后对第1次淋浴的新生儿用消毒植物油揩去胎脂，注意腋下、颈下、腹股沟以及阴唇内堆积的胎脂。

（2）用手腕内侧测水温，温热洗澡床垫，将新生儿抱至洗澡床垫上，用水冲湿其头部，将婴儿沐浴液涂在护士手上洗新生儿的头和耳后，再用水冲净，冲时用手掩盖耳孔以防进水，并注意保护眼、鼻。按先上后下、先对侧后近侧的原则冲湿躯干、四肢，并用同法抹沐浴液及冲净泡沫。

（3）抱新生儿到洗澡台大毛巾上，用大毛巾包裹新生儿后先用温湿小毛巾由内眦到外眦擦眼，并同法擦另一只眼睛，揩净面部、头部，再用大毛巾轻轻蘸干全身皮肤。脐部护理后在皮肤皱折处均匀扑上爽身粉，臀部涂上软膏，再次核对后兜上尿布，穿好衣裤，挂上标牌。棉签清洁鼻孔和耳。

4. 盆浴步骤（家庭护理）

（1）脱去新生儿衣服，保留尿布，用大毛巾包裹；或脱去新生儿外衣。

（2）清洗头部：左手托新生儿枕部，左前臂托其背部，将婴儿下肢夹在左腋下，移至沐浴盆，用拇指和中指捏住新生儿双耳，防止水流入耳孔，右手用水弄湿后取少量婴儿沐浴液，搓揉成泡沫后洗头、颈和耳后，再用清水冲洗干净，小浴巾擦干。

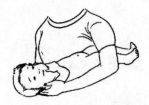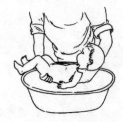

盆浴

（3）清洗身体：月子护理人员解开大毛巾或脱去新生儿内衣，去除尿布，左手握住新生儿左臂靠近肩膀处，使新生儿颈部枕在月子护理人员左手腕上。月子护理人员右前臂托住新生儿左腿，右手握住新生儿左腿近腹股沟处，使新生儿臀部位于右手手掌上；或右手从新生儿脚踝处托抓住新生儿双脚（右手掌心向上，中指置于两侧脚踝之间，示指与无名指、小指在两侧夹紧，使新生儿双脚脚掌置于月子护理人员手掌中），轻轻将新生儿放于水中。松开右手，淋湿或蘸湿新生儿全身，将婴儿沐浴液搓揉成泡沫后同淋浴按先上后下、先对侧后近侧的原则清洗躯干、四肢等处，注意洗净腋下、腹股沟及外生殖器等皮肤皱褶处，然后用温水清洗干净。清洗背部时，将新生儿头靠在月子护理人员右手臂上清洗。

（4）清洗完后处理同淋浴。

10. **眼、耳、口、鼻**　眼部应保持清洁，每日洗澡后用无菌巾由内眦向外眦轻轻擦拭。如有分泌物，可用 0.25% 氯霉素眼药水滴眼，每 4 小时 1 次；新生儿口腔黏膜柔软，不宜擦洗，以免损伤引起感染；如发生鹅口疮，哺乳前母亲必须清洗双手。可按医嘱于哺乳后半小时涂制霉菌素混悬液（10 万 U/mL），每 8 小时 1 次。用干棉签清洁耳鼻，如果耳、鼻有分泌物，可用棉签蘸温开水轻轻擦去抱回母亲处。

十、预防接种

（一）乙肝疫苗

有两种方法，主动免疫和被动免疫。

1. **主动免疫**　于新生儿出生后 24 小时内、1 个月、6 个月各接种一次乙肝疫苗 10 μg。

2. **被动免疫**　母亲为乙肝病毒携带者或乙肝患者，新生儿出生后 6 小时内注射乙肝免疫球蛋白 0.5 mL。

（二）卡介苗

新生儿出生后 3 日（目前多在出生当天）接种卡介苗 0.1 mL。皮内接种后 2～3 周出现红肿硬结，约 10 mm×10 mm，中间逐渐形成的白色小脓疱，自行破溃、结痂脱落后会留下一永久性圆形疤痕。但早产儿、发热、湿疹、脓疱疮等应暂缓接种，有先天性免疫缺陷的新生儿禁止接种卡介苗，以免新生儿全身感染危及生命。

十一、心理护理

新生儿期的心理护理对新生儿神经系统的发育、新生儿个性的形成及培养母儿亲情具有重要意义。心理护理主要通过父母与孩子间的相互交流进行。所以，应鼓励父母与孩子说话、与孩子玩游戏，观察孩子的情绪反应。鼓励母亲在生理状况许可的情况下主动、积极地参与护理孩子的活动。月子护理人员应耐心、热情地给予指导。

第三节　新生儿常见疾病护理

断脐使新生儿脱离了母体，他们要自己逐渐适应外界环境的变化，而刚出生的新生儿，不论是足月新生儿还是早产儿，很多器官的结构和功能都尚未发育完善，如果不加强护理，其发病率和死亡率都明显高于其他年龄组（特别是出生后 7 日内的新生儿）。因此，月子护理人员要了解新生儿疾病护理知识，在进行新生儿日常护理的同时，注意观察，及时发现异常病症，协助产妇或其家属正确处理，以保证新生儿健康。

一、湿疹

（一）疾病概况

湿疹是一种常见的由多种内外因素引起的表皮及真皮浅层的炎症性皮肤病。主要表现为出生不久的新生儿头面部，如额部、脸颊、头顶部出现皮疹，逐渐蔓延至下颏、颈部、肩背部、臀部和四肢，甚至全身。湿疹初起时为散在或群发的红斑，边界不清，红斑上起小丘疹，逐渐增多，表面附有灰白色鳞屑；有的表面可见小水疱和渗液，渗液干燥形成黄白色鳞屑及痂皮，如果因湿疹剧烈瘙痒挠抓痂皮脱落，可见鲜红糜烂面，继发感染可见脓疱，甚至出现发热等全身症状。患儿常因瘙痒而烦躁不安，夜间哭闹，影响睡眠。湿疹的病变在表皮，愈后不留瘢痕。

湿疹是一种过敏性皮肤疾病，病因复杂难以明确，多认为与鱼、虾、蛋、牛羊肉等食物性过敏原，过多使用碱性肥皂，紫外线、寒冷等物理因素的刺激以及新生儿先天的体质等有关。多见于喂牛奶的新生儿。发病特点是病程较长，时轻时重，容易复发。多使用医院配置的湿疹膏治疗。

（二）预防

1. **饮食方面**　鼓励母乳喂养；指导哺乳产妇不要进食刺激性食物，少吃盐，以免增加湿疹发生概率；必须用其他乳品或代乳品的新生儿如果对牛奶过敏，可选择豆浆、羊奶等代替，或把牛奶煮沸几分钟以降低过敏性。

2. **生理方面**　保持新生儿大便通畅，睡眠充足，增加其机体抗敏能力。

3. **衣物方面**　衣物应选择棉制品，并保持清洁、干爽，衣服不宜穿得过多，避免过热和出汗，衣着应宽松、柔软、舒适。

4. **环境方面**　室温不宜过高，以免高温和汗液刺激发生湿疹或使已经发生的湿疹加重，环境亦不宜过湿，周围环境过湿可能造成新生儿湿疹发生或者加重。环境中应最大限度地减少过敏原，如家里不养鸟、猫、狗等宠物，室内不放地毯，避免让新生儿接触羽毛、兽毛、花粉、化纤物等过敏物质。此外注意保持室内通风，不在室内吸烟，打扫卫生最好是湿擦，避免扬尘。

5. **护肤用品**　护肤用品选择低敏或抗敏制剂，最好先少量局部使用，以了解皮肤对所用护肤用品的反应情况，预防过敏的发生。

（三）护理

1. **保持皮肤清洁**　对已患有湿疹的新生儿，特别是湿疹渗出较多时，不要过多清洗患病部位。给新生儿沐浴时，应该以温水为宜，不要用过热的水洗浴。避免用去脂强的碱性洗浴剂，以免刺激湿疹加重。注意清洗皮肤的皱褶部位，洗完后洗浴剂应冲洗干净，并蘸干新生儿身上的水分，涂上非油性的润肤膏。新生儿的头发亦要每天清洗，如果已经结痂，可在结痂处涂上植物油，2小时后再洗。

2. **避免外界刺激**　父母应留意新生儿周围环境的温度与湿度的变化。避免环境过热过湿。患湿疹的新生儿应避免风吹日晒，夏天出汗后及时抹干；冬天干燥用护肤品时应使用防过敏的非油性润肤霜。此外，患儿的衣物都要用棉制品，衣服要宽松舒适，避免刺激皮肤。

3. **预防感染**　因为湿疹异常瘙痒，用手抓伤皮肤容易导致感染。为了减少患儿抓伤的机会，应经常修剪患儿指甲，或者给患儿戴上手套。

4. **用药护理**　患湿疹的新生儿应到医院就诊遵医嘱用药，不宜乱用药物涂擦，特别是含有激素的药膏，以免产生不良反应。

（四）注意事项

乳母饮食中不要有刺激性食物，尽量减少生活中过敏原和外界刺激。

发热护理

正常新生儿肛温为 36.5～37.5 ℃，腋下温度为 36～36.5 ℃；新生儿肛温超过 37.5 ℃，腋温超过 36.5 ℃，即为发热。

新生儿体温升高原因很多，环境过热、失水和感染是引起发热的重要因素。除适当补水外，根据体温升高情况不同可采用不同的处理方法。

1. 体温 38 ℃以下（低热）：多用物理降温，如松解新生儿衣褥散热。

2. 体温 38.1～39 ℃（中等热）：可蘸温水擦拭新生儿前额、颈部、腋下、大腿根部大血管处。

3. 体温 39.1 ℃以上（高热）：可用 75％酒精加一半水蘸着擦拭新生儿前额、颈部、腋下、大腿根部大血管处，但要观察防止体温下降过快。

如果体温升高是因感染引发或体温过高，应带新生儿去医院就诊。

二、鹅口疮

（一）疾病概况

鹅口疮又名雪口病、口腔念珠菌病，是由白色念珠菌又称白假丝酵母菌感染引起的口炎，使口腔黏膜表面似覆盖点状或片状白色凝乳块样的假膜，是新生儿的常见病。表现为口腔颊部、唇内、舌、上腭黏附着乳白色斑点，可融合成片，擦去后则露出粗糙的潮红的黏膜，不痛，亦无全身症状，不影响新生儿吃奶。但如果治疗不及时，整个口腔全被白色乳凝块样物覆盖，甚至蔓延至咽、喉、食管、气管和肺，患儿会出现呼吸、吞咽困难，烦躁不安，拒食，伴有低热，甚至继发其他细菌感染导致败血症，危及患儿生命。

鹅口疮病菌来自母亲产道、哺乳时奶头不洁或污染的奶具，或与因某种疾病而长期服用抗生素和激素有关，多见于营养不良、腹泻和体质虚弱的新生儿。治疗可用 2％碳酸氢钠溶液在哺乳前后清洁口腔或局部涂抹制霉菌素鱼肝油混悬液。

（二）预防

（1）如果产妇有白假丝酵母菌病要积极治疗，防止胎儿从产道接触母体分泌物导致感染。

（2）加强产妇营养，增强新生儿体质，提高新生儿全身抵抗力。

（3）乳母应经常洗澡，换内衣，剪指甲，每次抱孩子时要先洗手，哺乳前应用温水清洗乳头、乳晕。

（4）人工喂养新生儿的哺乳用具如奶瓶要清洗干净，奶嘴要彻底煮沸消毒。

（5）每次喂奶后给新生儿再喂几口温开水，冲去留在口腔内的乳汁。

（6）新生儿的衣物和玩具要定期拆洗，晾晒。

（三）护理

1. 饮食指导 指导乳母加强营养、适当增加维生素 B_2 和维生素 C，不宜吃辛辣刺激食物和肥腻食物。

2. 口腔观察 指导产妇经常观察新生儿口腔，学会辨别鹅口疮与新生儿吃奶后残留的乳汁。一般新生儿口腔中残留浮汁喝水就能漱清，不再看到白色凝乳状物。而鹅口疮喝水后仍可见白色凝乳状物，而且用棉签擦拭后可见粗糙潮红的黏膜面。

3. 口腔护理 每次喂奶后给新生儿再喂几口温开水，冲去留在口腔内的乳汁。用2%小苏打水擦洗口腔，一般每日2～4次，以哺乳后1小时为宜，动作应快、准、轻，以免引起呕吐。或遵医嘱涂制霉菌素药水或中药冰硼散等，涂药应注意手法，采用棉签在创面滚动式涂药，不可摩擦，以免疼痛或扩大创面，涂药后不可立即饮水。

4. 注意卫生

（1）产妇：母乳喂养前清洗乳头，以免使新生儿口腔受到感染或鹅口疮加重。

（2）哺乳用具：喂养新生儿的哺乳用具使用后，应清洗干净，不留残留物，并煮沸消毒哺乳用具，或者使用哺乳用具消毒锅进行消毒，以避免滋生细菌，造成新生儿口腔感染或使鹅口疮加重。

5. 用药护理 指导产妇将制霉菌素研成粉末与鱼肝油滴剂或水调匀，用棉棒涂擦在新生儿口腔内所有的黏膜上，一般在哺乳后使用，以免乳汁将药物冲掉，每日2～3次。直到白色斑点消失后再用1～2日。必须使用抗生素治疗时应在医生的指导下使用。

（四）注意事项

如果护理新生儿过程中发现新生儿口腔内有白色凝乳状物，要注意区分是乳汁残留还是鹅口疮，避免漏诊，耽误鹅口疮的治疗。

三、腹泻

（一）疾病概况

根据腹泻发生的原因分为感染性腹泻和非感染性腹泻，感染性腹泻又分肠道内感染性腹泻和肠道外感染性腹泻。主要表现为大便性状改变和大便次数增多，一年四季皆可发病，夏秋季发病率会增高。轻者多由非感染性腹泻和肠道外感染引起，以胃肠道症状为主，新生儿出现溢奶或呕吐，食欲减退，大便次数增多，每日10次以下，蛋花汤样，可有不消化的奶瓣，新生儿精神状态良好，无明显全身症状。饮食调整和口服补盐液情况可改善。重型多见于肠道内感染，胃肠道症状加重，大便每日 10 次以上，出现明显的水电解质紊乱，如脱水、低钾、低钙和低镁血症；全身中毒症状，如体温不升或发热，烦躁或精神萎靡、嗜睡、昏迷等。

引起腹泻的主要原因如下。

1. 消化系统发育不成熟 由于新生儿胃肠道发育不够成熟，消化能力差，免疫功能低，与此同时，新生儿生长发育迅速，食量增加快，营养需求高，胃肠道负担很重，因此容易发生功能紊乱。

2. 喂养不当 如人工喂养时奶量增加太多或者突然从母乳喂养改为人工喂养。

3. 环境变化 过热或过冷引起肠道功能紊乱而致消化不良。

4. 食物过敏 人工喂养的新生儿对牛奶、大豆过敏引起腹泻。

5. 卫生问题 如食物奶具未严格消毒、饮水不卫生等导致轮状病毒、大肠杆菌等感染。

6. 全身疾病 多见全身性或局部性感染病，如上呼吸道感染、肺炎、皮肤感染等，使细菌从肠道外或血液中透过肠壁引起肠炎，导致腹泻。

（二）预防

1. 合理喂养 鼓励母乳喂养，每次哺乳前先用清水清洗乳房，避免一次哺乳量太多或者突然从母乳喂养改为人工喂养。如果人工喂养应让新生儿喝固定品牌的牛奶，不应随意更换，以免新生儿不适应。

2. 严格消毒 喂养新生儿的奶具，新生儿使用的衣物等使用前后都要严格消毒。

3. 避免传染 发现周围新生儿患有可以引起腹泻的传染病应立即隔离，或遵医嘱给新生儿注射疫苗。

4. 注意环境变化 指导产妇平时多留意天气变化，防止新生儿过冷或过热，夏天多饮水。

（三）护理

1. 调整饮食 腹泻新生儿除严重呕吐者均应继续母乳喂养，人工喂养者可选用米汤或稀释的牛奶（奶和糖盐水 1∶1），营养米粉兼有治疗腹泻的作用，建议产妇让新生儿腹泻时服用，腹泻好转 2～3 日后改用其他饮食。有脱水，病毒性肠炎者也是以饮食治疗和支持治疗为主。

2. 防止交叉感染 护理患儿前后应认真洗手，防止交叉感染。人工喂养的新生儿每次喂奶前后，都要煮沸消毒奶具。

3. 病情观察 严密观察患儿病情，注意大便排泄次数、性状、颜色和量，观察新生儿生命体征和精神状态。

4. 控制感染 发现患儿腹泻，应及时送医院诊治。根据患儿表现和细菌培养、药敏试验结果选用疗效好的抗生素。

5. 臀部护理　指导产妇选择柔软、吸水性好的棉布做尿布，禁用不透气的塑料皮，注意外阴清洁，每次排便后温水清洗臀部、吸干水渍，局部涂 5％鞣酸软膏，促进局部血液循环。

(四) 注意事项

不要把大便性状稍有改变都当作腹泻，不宜对腹泻患儿滥用药物，一般腹泻都可以通过调整奶量和哺喂方式等方法处理。

四、脐炎

(一) 疾病概况

脐炎是新生儿脐残端被细菌入侵，并且在此处繁殖所引起的急性炎症。临床表现为脐带周围皮肤红肿或者发硬，脓性分泌物增多，甚至伴有臭味。可向周围组织扩散，引起蜂窝组织炎、皮下坏疽、腹膜炎、败血症、门静脉炎，甚至以后发展为门静脉高压症、肝硬化。轻者可以没有全身症状，重者可以伴有发热、食欲减退、精神状态不好等症状。

主要与新生儿出生以后断脐时消毒不严，或切断的脐带根部为新鲜伤口，脐带内的血管没有完全闭合，出生后护理不当病菌入侵有关，如未能及时治疗，病情继续发展，严重者致病菌进入血液可引起败血症，甚至危及生命。

(二) 预防

1. 新生儿出生时　断脐应严格无菌操作。断脐器械应严格消毒，断脐后将残余血液挤出，用碘伏溶液消毒脐带残端及脐轮周围，再用无菌纱布覆盖，无菌脐带包布包扎。

2. 新生儿出生后　脐带一般于新生儿娩出后 3～7 日脱落，有的需要 10 余日才能干燥脱落。在此阶段应该保持脐带部位的干燥和清洁，避免沾染尿液或者洗澡水弄湿脐部。

(三) 护理

1. 脐带脱落前　每日给新生儿洗澡前观察脐带有无脱落，脐带残端是否干燥，有无红肿、分泌物；洗澡时避免洗澡水淋到脐带残端；洗澡后用大毛巾包裹新生儿全身吸干水分，脐部如果溅水用干棉签蘸干，用碘伏消毒脐带残端及脐轮周围，然后用无菌纱布覆盖包扎。如果脐部有少量渗出水分或血液，用 75％酒精消毒后使其干燥；脐部有感染应遵医嘱用抗生素。给新生儿使用尿布时注意尿布不可覆盖到脐包布上或超过脐部，以免尿粪污染脐包布和脐部。

2. 脐带脱落后　脐带脱落后如果脐带残端仍有少量黏性分泌物，或者局部有些湿润，可用 75％酒精消毒棉棒继续清洁脐部，清洁脐部的方法同前，清洁后应该使局部晾干。特别注意清洁已经呈干痂状的脐带底部，防止该部位存有脓性分泌物，未擦干净可能引起感染。有脓性分泌物者先用3％过氧化氢清洗，然后涂上2％碘酊。脐带脱落处如果有红色肉芽组织，用2.5％硝酸银溶液灼烧，但要注意用2.5％硝酸银溶液灼烧后再用生理盐水棉签擦净，以免灼烧正常组织。

（四）注意事项

（1）脐部护理使用酒精消毒棉棒擦拭时，要从内向外擦，不要从外向内擦，以避免将皮肤上的细菌带入脐带残端。

（2）脐部护理的关键之一是保持脐部的干燥，给新生儿洗澡时应防止水沾湿脐带残端。此外，应注意防止新生儿尿液沾染局部，使用纸尿裤应该注意边缘不要盖在脐带上，以免弄湿脐部；男孩子要注意防止尿到脐部。

（3）如果发现脐带残端有红肿和脓性分泌物，甚至有臭味，说明脐带有感染，建议月子护理人员不要自己在家里帮助产妇处理，应及时提醒产妇带新生儿到医院就诊。

（4）如果脐带护理时发现脐带脱落后局部有少量渗液，用酒精消毒数次后即可干燥自愈，不能称为脐炎。此外，如果发现局部有干痂形成，不可急于强行剥离，以免发生出血和伤及新生组织。

知识链接

脐肉芽肿和脐疝

新生儿脐部疾病还有脐肉芽肿和脐疝，一旦发现建议产妇带新生儿到医院就诊并遵医嘱处理。

脐肉芽肿是指断脐后脐部残端受异物刺激（如爽身粉、血痂）或感染，在局部形成的小的肉芽组织增生。一般在新生儿出生2周后出现。轻者粉红色，表面湿润，有少许黏液或脓性分泌物，可用酒精一日数次清洁肉芽组织表面，预后良好；重者，呈灰红色，表面有较多脓血性分泌物，可用10％硝酸银烧灼，因硝酸银有腐蚀性，使用后要用生理盐水擦净，同时要避免损伤周围皮肤。

脐疝是因为脐环关闭不全或薄弱，腹腔脏器从脐环薄弱处（脐血管穿入部位）向外突出到皮下形成，表面仅有皮肤覆盖，表现为脐部呈半球状或半囊状突出，大小不一。多见于低出生体重儿，新生儿安静时用手轻压疝囊可复位。疝环小者多能自愈，疝环大者，需做手术修补。护理时要减少新生儿啼哭。

五、肺炎

（一）疾病概要

新生儿肺炎是新生儿期常见的疾病，是新生儿死亡的主要原因之一。按病因不同可分为吸入性肺炎和感染性肺炎。吸入性肺炎主要指胎儿或新生儿吸入羊水、胎粪、乳汁等引起的肺炎；感染性肺炎多由细菌、病毒、原虫等不同的病原体引起，可发生在产前、产时和产后。

羊水、胎粪吸入者多有新生儿窒息史，胎粪吸入者病情常较重，乳汁吸入者常有哺乳后呛咳，乳汁从鼻腔涌出。吸入性肺炎症状与吸入程度有关，患儿可有咳嗽、喘憋、皮肤青紫等，甚至可导致呼吸衰竭和缺氧缺血性脑病等。

产前感染性肺炎也称早发型肺炎，多在出生时或出生后 24 小时内发病。新生儿出生时多有窒息，体温不稳定、反应差，严重者出现呼吸衰竭。分娩时和出生后感染性肺炎症状和体征出现稍晚，常不典型。临床表现为新生儿体温改变，哭闹烦躁或者反应淡漠，吃奶少，容易呛奶，口周发青，口吐白沫。病情严重者可出现呼吸困难、呼吸暂停、点头呼吸和吸气时胸廓有三凹征，甚至发生呼吸衰竭和心力衰竭。

新生儿肺炎的治疗应采用综合措施。除保持呼吸道通畅、保暖、供氧、支持治疗外，应积极控制感染，针对不同病原体给予相应的治疗，防治并发症。

（二）预防

1. 新生儿出生前

（1）定期做产前检查：胎儿宫内缺氧、胎膜早破是导致羊水或胎粪吸入性肺炎的重要原因，因此，母亲在怀孕期间定期做产前检查是非常必要的，尤其是在怀孕末期，可以及时发现可能存在的胎儿宫内缺氧问题及胎膜早破问题，采取相应的监护和治疗措施，以尽量减少吸入性肺炎的发生或减轻疾病的严重程度。

（2）孕期预防感染：指导孕妇做好孕期保健，保持生活环境的清洁卫生，注意个人卫生，防止感染性疾病的发生。

2. 新生儿出生时 应及时、正确地清理呼吸道，防止羊水或胎粪的吸入。新生儿窒息复苏过程中应严格遵守无菌操作，所用的医疗器械和用物应严格消毒。

3. 新生儿出生后 保持室内整洁、舒适，空气新鲜，注意通风，但要避免对流风。室内温度维持在 18～22 ℃，湿度保持在 50％～70％。新生儿衣被、尿布应柔软、干净，哺乳用具应消毒。父母和月子护理人员应注意卫生，勤洗手。指导产妇正确的哺乳方法，防止哺乳造成乳汁吸入，导致吸入性肺炎。避免患有呼吸道感染的患者接触新生儿和产妇，若母亲感冒，应戴口罩哺乳。以防新生儿感染性肺炎的发生。

（三）护理

1. 提供良好的生活环境　除保持室内整洁、舒适、空气新鲜，温度、湿度适宜外。如果冬天室内干燥可使用加湿器，或烧水时将水壶盖打开，让水汽蒸发，以免影响新生儿痰液排除，加剧呼吸困难。

2. 保持呼吸道通畅　新生儿安静时可平卧，头偏向一侧，定时给新生儿变换体位、拍背，增加肺通气，减少肺瘀血。新生儿气喘时可将新生儿抱起，取头高脚底位，以利于呼吸。新生儿鼻腔有干痂时，用棉签蘸温水润湿后取出，防止堵塞鼻腔造成呼吸不畅。必要时遵医嘱采用雾化吸入，润湿气道，促进痰液排出。此外，新生儿衣被不宜过紧、过厚，以免影响新生儿呼吸。

3. 保证营养供给　根据肺炎患儿病情采取适当的喂养方式，以少量多次为原则。能母乳喂养者坚持母乳喂养，不能哺乳者到医院就诊，用鼻饲或静脉补液。新生儿患病期间进食少、易呛奶，病情轻者可少量多次喂奶，但不宜过饱，防止呕吐和吸入。注意保证水分的正常需要。新生儿喂养时可每吃一会儿停一下，让新生儿休息一会儿再喂。如果发现患儿出现口唇青紫、呛咳，立即停止喂养，认真观察，症状、体征不能很快改善者应及时送医院或通知医生给予处理。产妇的饮食中可适当增加维生素 C，有利于组织修复。

4. 维持正常体温　新生儿肺炎时体温可能升高也可能降低。当体温升高时，应松解衣褥，采取降温措施；体温过低时要加强保暖。

5. 加强病情观察　新生儿肺炎多表现为烦躁哭闹，吃奶少，如果出现呼吸急促，口周发青时应该及时提醒产妇带孩子到医院就诊。

6. 做好治疗配合　多根据病原菌采用有效的治疗，注意治疗宜早，疗程要足，静脉输液时严格掌握输液速度。

（四）注意事项

大多数新生儿肺炎是出生后感染的，临床表现大多不典型，没有典型的咳嗽和发热症状，而是低热或者体温正常，甚至体温低于正常。因此应对新生儿呼吸道感染的不典型症状有所了解，以免贻误病情。

六、脓疱疮

（一）疾病概要

新生儿脓疱疮是新生儿常见的一种急性传染性化脓性皮肤病，由金黄色葡萄球菌或链球菌感染引起，多于新生儿出生后 4～10 日发病，以浅在性疱疹和脓痂及自觉瘙痒为特征，具有接触传染和自体接种感染的特性。新生儿脓疱疮发病急、传染性强，容易扩散到全身，往往数小时、1～2 日即可波及大部分皮肤。表现为在面、躯干和四肢突然发生大小不等的疱疹，疱液发病初始时淡黄、清澈，1～2 日后部分变混浊，疱底积脓，并逐渐增多出现水脓疱。这些水疱壁薄、易破，破裂后露出鲜红色的糜烂面，可结黄痂，痂皮脱落后暂时为棕色斑疹，消退后不留痕迹。亦可累及黏膜。开始无全身症状，以后出现发热、腹泻、消瘦、贫血，重者可引起败血症、肺炎、脑膜炎，甚至死亡。

新生儿容易患脓疱疮，与新生儿皮肤娇嫩，抵御细菌的能力弱，特别是皮肤皱褶处容易破损，有利于细菌侵入有关。新生儿脓疱疮处理时应加强支持治疗，提高新生儿机体抵抗力，同时尽早应用有效抗生素，如青霉素、氨苄西林等，脓疱局部在无菌情况下可用 0.1％苯扎溴铵（新洁尔灭）溶液湿敷或清洗疮面，有脓液时可应用新霉素软膏等局部治疗。

（二）预防

（1）保持室内整洁、舒适，保证给新生儿每日洗澡，保持皮肤清洁，勤换贴身衣被。

（2）产妇均衡膳食，保证乳汁中的营养，增强新生儿体质。

（3）家人或月子护理人员为带菌者，应避免与新生儿接触，以杜绝传染源。

（4）在给新生儿洗澡的时候，要细心观察，注意孩子的颈部皱褶处、腋下、大腿根部皱褶处、腹部等部位。做到早发现早处理。

（三）护理

1. 一般护理　应保持室内整洁舒适，空气新鲜，注意通风散热，避免对流风。室内温度 24～26 ℃，湿度保持在 55％～60％。患儿每日洗澡更衣，洗澡时动作轻柔，皮肤皱褶处要洗干净但不能洗破。勤换尿布，保持身体清洁。患儿衣服选择宽松、柔软的棉制品。饮食清淡为主，注意卫生，合理搭配膳食。

2. 加强观察　由于脓疱疮发病急，应加强观察，尽可能早发现、早处理，以免波及全身。可于每次洗澡时注意观察，特别是新生儿的颈部皱褶处、腋下、大腿根部皱褶处、腹部等处。注意疱疹初期为小米粒大小，如果不注意，未及时处理，疱疹破溃会迅速发展。

3. 局部护理　给新生儿每日洗澡后用 75％酒精消毒棉棒把脓疱擦破，再换用干净消毒棉棒擦净局部。天热时汗液多容易污染皮肤，增加感染机会，因此每日应增加洗澡次数，每次同法处理脓疱。

4. 消毒隔离　新生儿脓疱疮可自体感染，因此新生儿尿布、衣被，特别是贴身衣服要煮沸消毒，以免二次感染。处理脓疱时污染的棉棒要注意不要乱丢，应集中处理。

（四）注意事项

（1）由于脓疱疮内的脓液流出后很容易传染到其他部位，因此处理脓疱疮时应特别注意二次感染的问题。

（2）新生儿脓疱疮感染速度快，如果不能及时制止，可造成细菌入侵血液引起败血症，甚至危及生命，因此一旦不能控制其蔓延，应该及时提醒产妇带孩子到医院就诊。

七、尿布疹

(一) 疾病概要

尿布疹是发生在裹尿布部位的一种皮肤炎性病变，也称为婴儿红臀，表现为臀部与尿布接触区域的皮肤发红、发肿，甚至出现溃烂、溃疡及感染，稍有轻微的外力或摩擦便会引起损伤。

尿布疹根据病情轻重分三类。

1. **轻度** 主要表现为会阴、肛门周围及臀部，大腿外侧，表皮潮红，又称臀红。

2. **中度** 出现渗出液，并逐渐增多，表皮脱落可形成浅表溃疡，可伴随红疹。

3. **重度** 皮疹可延及大腿内侧等处，溃疡较深，甚至出现压疮，因皮肤破损，容易造成局部感染，严重时细菌从感染处侵入血液，引起败血症。

尿布疹的发生与新生儿皮肤娇嫩，皮肤汗腺未发育完善，大小便后没能及时更换尿布，尿便的刺激有关；也与尿布透气性差、洗衣粉未冲洗干净刺激局部皮肤有关。如果大便中有许多未消化的食物残渣并有水分更容易导致尿布疹。

(二) 预防

(1) 保持臀部皮肤清洁干燥，勤换尿布，特别是大小便后。

(2) 新生儿期尿布可选择纸尿裤，也可选择质地柔软、吸水性好、浅色的棉质尿布，勿用油布或塑料布直接包裹患儿臀部，以免不透气造成尿布疹。

(3) 洗涤尿布时一般不用洗衣粉，必须或已经使用了洗衣粉应用清水冲洗干净，或用开水烫洗，以免残存的洗衣粉刺激新生儿臀部造成尿布疹。

(4) 腹泻患儿每次便后冲洗臀部，涂油保护。

(三) 护理

(1) 选择适合新生儿的尿布，可以选择纸尿裤或棉质尿布，棉质尿布可用洗干净的旧棉布、旧床单或旧衣裤制作，每次使用后应清洗干净、在阳光下晾晒。

(2) 大便后处理：先用湿纸巾、尿布干净处轻轻地将臀部的粪便擦拭干净，大便较多者，用清洁的温水清洗干净后涂擦护臀霜或鞣酸软膏。如果大便很少，只需擦拭干净即可。

(3) 小便后处理：每次更换尿布时擦干臀部残余尿液，一般不需每次清洗臀部，以免破坏臀部表面的天然保护膜。

(4) 红臀的处理：轻度臀红应多暴露（保持室温 26～28 ℃），每日 2～3 次，每次 30 分钟，以使局部保持干燥，表皮未破损可涂擦鞣酸软膏，如果有破损应指导产妇带孩子到医院就诊。

（四）注意事项

（1）如果使用尿布，应注意用洗衣粉清洗尿布后，一定要用清水冲洗干净，以免残存的洗衣粉刺激臀部皮肤发生尿布疹。

（2）如果使用纸尿裤，应注意以下几点。

1）每次换纸尿裤应注意将两边的胶粘对准腰的位置，分别撕开贴牢，可以防止尿液从背部漏出。

2）在纸尿裤上垫上一层棉尿布或无纺布，可在新生儿排大便后即时换掉，延长纸尿裤的使用时间。

3）如果新生儿尿多，有可能从两侧渗出尿液，可使用防漏设计的纸尿裤防止渗漏。

4）如果新生儿脐带尚未脱落，使用纸尿裤时可将纸尿裤往外翻，或专门使用肚脐凹形设计的纸尿裤，以免脐带残端与纸尿裤摩擦，或尿液浸湿脐带残端，导致脐部发炎。

5）使用纸尿裤时要重视臀部的护理，一般纸尿裤使用时间不宜过长，以免得尿布疹。

八、硬肿症

（一）疾病概要

即新生儿寒冷损伤综合征，简称新生儿冷伤，随着居住环境条件的改善和新生儿保暖技术的普及，此症现在发病率已经明显下降。新生儿硬肿症主要发生在寒冷季节或重症感染时，以早产儿多见。多发生在出生后 1 周内，主要临床特点为低体温，体温小于 35 ℃，轻者为 30～35 ℃，重者小于 30 ℃，四肢甚或全身冰冷。低体温时常伴心率减慢和皮肤硬肿（皮肤紧贴皮下组织，不能移动，按之似橡皮样感，呈暗红色或青紫色，伴水肿者有指压凹陷）。硬肿常呈对称性，发生顺序为：下肢—臀部—面颊—上肢—全身，严重硬肿可妨碍关节活动，影响呼吸。新生儿有反应低下、拒奶等表现，可导致多器官功能障碍。提高环境温度、补充热量和液体，使用抗生素有助于改善症状。

（二）病因

1. **生理因素**　与新生儿尤其是早产儿以下生理特点有关。

（1）体温调节中枢功能不完善。

（2）体表面积相对较大，皮下脂肪少、皮肤薄、血管丰富，容易散热。

（3）躯体小、体液少、热量储存少，失去少量热量即可使体温下降。

（4）寒冷时靠棕色脂肪产热，缺乏寒冷反应，代偿能力有限。

（5）皮下脂肪的饱和脂肪酸含量高，因其熔点高，低体温易凝固导致硬肿。

2. **疾病因素**　如严重的感染、心力衰竭、休克、颅脑疾病等，使能量消耗增加、摄入不足、产热不足或抑制体温调节中枢，使散热大于产热而导致低体温和硬肿。

3. 环境因素　寒冷、室温过低，或新生儿衣服、包被太薄使新生儿散热增加，新生儿能量摄入不足等。

(三) 预防

(1) 让产妇和其家属了解新生儿保暖知识。

(2) 做好孕期保健，积极治疗可能引起新生儿硬肿症的各种疾病，避免早产、新生儿窒息等发生。

(3) 给新生儿早哺乳，保证热量的供给。

(4) 做好产后保暖，寒冷季节注意保暖。新生儿娩出后迅速擦掉身上的羊水，用包被包裹或放到保暖箱中，产房、母婴室和居家室温不低于 24 ℃。

(四) 护理

1. 恢复体温　为防止低体温持续时间过长造成病情的恶化。产妇和月子护理人员应将室温调整到 24~25 ℃，给新生儿着预热的厚的棉质衣被保暖，根据新生儿不同体温用热水袋（水温 60 ℃左右）或温水浴（水温比患儿体温高 3~4 ℃）等方法复温。并及时监测患儿体温变化，避免体温升高太快导致新生儿肺出血。

2. 补充营养　尽早给患儿少量多次哺乳，保证患儿营养和热量摄入需要，早产儿吸吮无力者可用滴管喂养。

3. 症状护理　帮助患儿勤翻身，避免压迫硬肿部位。

4. 观察病情　观察新生儿体温、脉搏、呼吸、尿量、硬肿范围与程度，如果发现新生儿硬肿面积达 20% 以上、面色突然变紫、呼吸突然增快（提示有肺出血倾向），应及时送医院处理。

(五) 注意事项

新生儿复温时体温不宜升高过快，以防肺出血危及生命。

九、新生儿黄疸

(一) 疾病概要

新生儿黄疸是指新生儿血清胆红素在体内积聚过高引起皮肤、黏膜和巩膜黄染的现象。是新生儿期最常见的症状之一。通常分为生理性黄疸和病理性黄疸。生理性黄疸可在某些诱因作用下或患某些疾病时加重，发展成为病理性黄疸（又称高胆红素血症），严重时可导致胆红素脑病。一旦出现病理性黄疸，应及时送医院处理。

1. 生理性黄疸　大部分新生儿出生后 2~3 日出现黄疸，4~5 日最明显，7~10 日自然消退，最迟不超过 2 周，早产儿可延至 3~4 周。

2. 病理性黄疸　不同病因引起的病理性黄疸的表现不同。新生儿肝炎引起的黄疸于出生后 2～3 周出现，并逐渐加重，伴拒乳、体重不增，大便色浅及肝、脾肿大；新生儿败血症引起的黄疸在出生后 1 周内出现，伴全身中毒症状及感染病灶；新生儿溶血症性黄疸于新生儿娩出 24 小时内出现，呈进行性加重，可导致贫血和肝、脾大，甚至胆红素脑病等；先天性胆道闭锁性黄疸一般于新生儿娩出后 2 周内出现，进行性加重，肝大，3 个月后发展为肝硬化，粪色浅黄转为白色；母乳性黄疸出现的时间与新生儿生理性黄疸出现的时间重叠，黄疸持续不退，停母乳喂养 3 日黄疸即可下降。

3. 胆红素脑病　一般发生在出生后 2～7 日，以早产儿多见，常表现为喂养困难、嗜睡、肌张力减退，吸吮、拥抱反射减弱或消失、呼吸暂停、心动过缓等，出生 12～24 小时后很快出现双眼凝视、肌张力高、角弓反张、前囟隆起、呕吐、惊厥等，还常伴有高热。

引起新生儿黄疸的原因较为复杂，有生理性的，也有病理性的。

1. 生理性因素　主要与新生儿红细胞数量多、寿命相对短、使胆红素生成过多及肝细胞处理胆红素的能力差等有关。

2. 病理因素　主要与新生儿肝炎、新生儿败血症及其他感染性疾病有关；与新生儿溶血、先天性胆道闭锁、母乳性黄疸、遗传性疾病（G－6PD）缺乏等和药物性黄疸、低血糖、酸中毒、缺氧等有关。

降低血清胆红素浓度，预防胆红素脑病是治疗的关键。

（二）预防

（1）宣传孕期保健知识，指导孕母预防和治疗感染性疾病，避免新生儿肝炎、胆道闭锁、败血症的发生。

（2）对既往有原因不明的死胎、流产或重度黄疸的家庭，应指导母亲加强产前检查，若诊断为溶血症可进行宫内治疗。

（3）新生儿黄疸严重期间，教会家长观察黄疸程度、进展情况和胆红素脑病的早期征象。

（三）护理

1. 一般护理

（1）加强保暖：低体温时游离脂肪酸浓度增加，可与胆红素竞争清蛋白，使血清未结合胆红素增加，从而加重黄疸。因此，应将新生儿放到温度适中的环境中。

（2）合理喂养：提早哺乳能避免低血糖，刺激肠蠕动，促使胎粪排出，又可建立肠道正常菌群，减少肠肝循环，有助于黄疸程度减轻。若为母乳性黄疸可暂停母乳 3 日，待黄疸消退后继续母乳喂养。

2. 密切观察病情　除生命体征外，应重点观察黄疸的进展（表 5－2），如皮肤、巩膜、大小便的色泽变化；观察贫血的进展情况和胆红素脑病的早期征象。

表5-2　黄疸分布与血清胆红素浓度的关系

黄疸出现部位	血清未结合胆红素平均值 μmol/L（mg/dL）	最高值 μmol/L（mg/dL）
头颈部	100（6）	135
躯干上半部	152（9）	208
躯干下半部及大腿	202（12）	182
臂及膝关节以下	256（15）	312
手、脚	＞256（15）	

3. 对症护理

（1）加强预防胆红素脑病的护理：按医嘱进行蓝光治疗；按医嘱输入血浆和白蛋白，给予肝酶诱导剂，换血治疗；预防缺氧、感染、低血糖及酸中毒。

（2）预防脱水：两次哺乳间喂点糖水，按医嘱静脉补液。

（3）做好光疗的护理：用黑色眼罩遮盖新生儿双眼，男婴保护好阴囊。

（四）注意事项

红细胞 G6PD 缺乏者，日后应注意忌食蚕豆及其食品，孩子不穿有樟脑丸气味的衣服，避免使用有氧化作用的药物，并加强对各种感染的预防。

十、产伤

（一）疾病概要

新生儿产伤有新生儿颅内出血、头颅血肿、骨折，新生儿臂丛神经麻痹、皮肤损伤和胎头水肿等。

新生儿颅内出血因出血部位不同，出血量不同，临床表现也不同。轻者无症状，重者可迅速死亡。容易发生于早产儿和巨大儿，存活者可能有智力低下、癫痫等后遗症。多予止血、镇静、抗惊厥治疗。

新生儿头颅血肿一般在出生后 2～3 日出现，血肿以颅骨边缘为界，不越过骨缝。头皮颜色不变，血肿消失较慢，常需 6～8 周才完全吸收，血肿大者甚至需要 3～4 个月。由于血肿内红细胞破坏增多，常致黄疸加重，严重者甚至发生胆红素脑病。血肿多见于顶骨，偶可见枕骨和额骨。血肿小者不需治疗，大者伴高胆红素血症者，应在严格无菌操作下抽吸血肿，并加压包扎 2～3 日，同时每日肌肉注射维生素 K_1。

新生儿骨折以锁骨、股骨和肱骨骨折多见。锁骨骨折是产科骨折中最常见的一种，常发生于巨大胎儿的肩难产，也可见顺产。表现为患肢活动障碍，局部肿胀，有骨摩擦音，患儿因疼痛而啼哭。因骨折部位不同，处理方法不同。

新生儿臂丛神经麻痹是新生儿周围神经损伤中最常见的一种，按受损部位不同分为上臂型（最多见，表现为患侧上肢下垂）、中臂型（表现为前臂、腕部和手的伸展动作丧失或消失）、下臂型（少见，表现为瞳孔缩小，睑裂变狭等），磁共振可确定病变的部位，预后取决于神经受损的程度。

新生儿皮肤损伤中负吸术及自然分娩偶可出现头皮擦伤，臀位产可造成新生儿会阴部、阴囊、大阴唇皮肤擦伤及血肿。可涂红霉素软膏保护皮肤防止感染。

胎头水肿是胎头的皮肤和皮下组织水肿，范围大小不定、不受骨缝限制，不需特殊处理，多会自行吸收。

引起产伤的原因不同：

1. **新生儿颅内出血**　由胎儿缺氧或产伤引起，亦可因急产或剖宫产胎儿娩出过快造成。

2. **新生儿头颅血肿**　分娩时新生儿颅骨骨膜下血管破裂，血液积聚在骨膜下而形成，多由于手术助产或胎头长时间受压引起。

3. **新生儿骨折**　多为急产或难产助产手法不当引起。

4. **新生儿臂丛神经麻痹**　与难产、臀位、肩娩出困难等因素使臂丛神经过度牵拉受损有关，以足月儿与大于胎龄儿多见。

5. **皮肤损伤**　使用负压吸引术、产钳术助产或手法助产时操作不当造成，亦可因无保护急产造成。

6. **胎头水肿**　滞产胎头在产道受压时间长或使用负压吸引器造成。

（二）预防

1. **产前**　加强产前检查，及时发现可能导致胎儿宫内缺氧和难产的异常妊娠，给予及时处理，改善胎儿宫内缺氧状态，不能从产道分娩者剖宫产终止妊娠（胎儿娩出速度不宜快），手术过程中应减少产伤，预防新生儿颅内出血。

2. **产时**　加强产程观察，及时发现和处理产程中遇到的问题，防止胎头长时间受压，尽量让产妇顺利自然分娩；不能正常自然分娩需手术助产或剖宫产终止妊娠时，应注意操作手法正确，不宜粗暴；急产应指导产妇不要用力，尽快做好接生准备；新生儿出生时及时清理呼吸道，保持呼吸道通畅；以免造成新生儿缺氧和产伤。

3. **产后**　手术产新生儿制动 3 日，预防新生儿颅内出血和头颅血肿。

（三）护理

1. **新生儿颅内出血**　让新生儿制动 3 日，保暖、吸氧、补充营养；护理操作减少到最低限度，必要的护理集中一次做完，动作轻柔。严格无菌操作，防止感染；严密观察呼吸、面色、体温、精神、肌张力，以及有无抽搐、脑性尖叫等。

2. **新生儿头颅血肿**　应制动 3 日，切忌揉擦、刺激局部，不穿刺，以防感染。对血肿大、发展快者可冷敷。严密观察病情及血肿变化，遵医嘱给药。

3. **新生儿骨折** 应保持安静、舒适。不要压迫或牵动伤肢，观察患肢末梢，了解患肢血液循环情况，骨折愈合后帮助患儿恢复肢体功能。

4. **新生儿臂丛神经麻痹** 如损伤为神经功能性麻痹，做按摩及被动运动，可使病情得到改善。

5. **皮肤损伤** 注意损伤处的清洁和消毒，并涂以红霉素软膏保护皮肤防止感染。

6. **胎头水肿** 让新生儿保持安静，不需特殊处理，多会自行吸收。

（四）注意事项

注意头颅血肿和胎头水肿的区别，头颅血肿以颅骨边缘为界，不越过骨缝，胎头水肿不受骨缝限制。除胎头水肿外，其他都应在医院正确治疗。

第四节　新生儿意外伤害的预防与紧急处理

由于新生儿自主活动能力差，如果产妇及其家属和从事月子护理的人员在护理新生儿的过程中疏忽大意，新生儿无法躲避，容易受到意外伤害。因此，月子护理人员护理新生儿过程中应细心照顾、精心呵护，同时要学会基本的急救方法，以便做好紧急处理，减轻意外伤害对新生儿的危害。

一、烫伤

烫伤是新生儿意外伤害中常见的一种，一旦发生，对孩子会造成伤害，甚至是不可逆的伤害。在新生儿护理过程中如果了解新生儿生理特点，注意安全操作，应该是完全可以防范的。

（一）烫伤的原因

新生儿烫伤的原因主要如下。

（1）产妇或参与月子护理人员不了解新生儿体温调节中枢没有发育完善的特点，盲目用热水袋或装热水的瓶子给孩子保暖，不知道如何增加保护措施。

（2）给新生儿洗澡时按照成人感觉调整水温，导致水温过高烫伤孩子。

（3）装热水的容器或热光源离孩子过近，不小心造成烫伤。

（二）烫伤的分度

1. **一度** 皮肤红肿，但没有水疱出现。

2. **二度** 皮肤红、肿、痛明显，有水疱出现。

3. **三度** 皮肤发焦或苍白，可无痛感，可深达皮下组织、肌肉和骨骼。

（三）烫伤的预防

1. 洗澡时烫伤

（1）给新生儿洗澡时，如果使用流动水，一定要控制水温，一般约40°，可先用手腕内侧测试水温，感觉不凉不烫才能给新生儿洗浴。

（2）如果用洗澡盆给新生儿洗澡，应注意让孩子远离热水盆、热水壶，先放凉水，后放热水，调好水温后再抱孩子入盆洗澡，以免烫伤孩子。

2. 喂奶时烫伤

人工喂养时，发现奶凉需要温奶时，一般将奶瓶放在大热水杯中，这存在一定的安全隐患。要注意：

（1）不能抱着孩子拿热水壶倒热水，一定要妥善安排好孩子再去温奶。

（2）抱着孩子喂奶时，注意避免让孩子的小脚踢到热水杯，烫伤孩子。

3. 使用热水袋时烫伤

（1）新生儿皮肤娇嫩，热水袋取暖水温掌握不好就可能造成烫伤，因此，尽量不要使用热水袋给孩子保暖。

（2）必须使用热水袋保暖时要灌入温水，并用毛巾将热水袋包起来，而且要密切关注孩子贴近热水袋一侧皮肤的变化，发现潮红立即停用，避免烫伤孩子。

4. 灯照烫伤

用电灯或红外线照射时，因离灯太近，或近距离照射时间过长，可导致局部烫伤。因此，热光源照射时不要太近，应用手先试试，避免过热。照射过程中产妇或参与月子护理的人员应随时关注，防止烫伤。

（四）烫伤的紧急处理

烫伤后不要急于脱去衣裤，首先应该立即冷水浸泡或用凉水冲，凉水冲的时间长短按烫伤情况决定，烫伤轻冲的时间短，烫伤重冲的时间长。缓解后小心剪开衣裤，避免将烫伤的皮肤撕脱造成进一步的损伤。若烫伤严重，应用干净的纱布等遮盖烫伤创面，并尽快就近送医院处理。

（五）注意事项

让孩子远离热水等容易发生烫伤的环境。凡使用热水时，一定要将孩子抱开，以免发生危险。

二、呛奶

溢奶是新生儿时期常见的生理现象，与新生儿消化道解剖和生理特点相关，如果不注意护理容易导致呛奶。因此，喂奶后的护理和呛奶后的处理十分重要。

（一）呛奶的原因

（1）新生儿的胃呈水平状横位，与食道相接的是贲门，贲门口括约肌发育比较差，因此乳汁容易发生反流导致溢奶，此时如果没有及时处理使乳汁呛入气管就造成呛奶。

（2）溢奶、呛奶也可因疾病引起，因此，如果症状严重应该提醒产妇及时带孩子到医院检查，避免贻误病情。

（二）呛奶的表现

新生儿呛奶一般发生在溢奶后，主要表现为憋气、面色青紫，因呼吸道不通畅，新生儿哭不出声。

（三）呛奶的预防

（1）新生儿溢奶多为生理性的，因此在新生儿喂养的过程中避免在孩子哭闹时喂奶，不要等孩子太饿或已经吃饱时喂奶。

（2）哺乳时注意体位要正确，一般新生儿上半身取 30°～45°，人工喂养新生儿时也应取斜坡位，使奶瓶瓶底高于奶嘴，奶充满奶嘴，避免吸入空气。

（3）产妇哺乳过快奶水量过多时，应用手指轻压乳晕，减缓奶水流出速度。人工喂奶时奶瓶的奶嘴开孔要适度，使奶瓶倒过来时奶水滴出而不是成线流出。

（4）每次喂奶量不宜过大，喂奶时应观察新生儿，如果发现孩子口角溢出奶水，或口鼻周围青紫，应立即停止喂奶。

（5）喂奶后注意竖抱新生儿，轻拍新生儿背部，促进吸入的空气溢出。此后不宜过多变动新生儿体位，以免奶水溢出造成呛奶。

（四）呛奶的紧急处理

呛奶发生后应进行紧急处理。立即将新生儿面朝下俯卧于产妇或月子护理人员腿上，产妇或月子护理人员取坐位。一手抱新生儿，另一手空心掌叩击新生儿背部，促使新生儿将呛入的乳汁咳出。直到新生儿哭出声来，憋气情况明显缓解。

紧急处理时新生儿的体位要保持头低脚高位，使呼吸道平直顺畅，以利于呛入的乳汁流出。

（五）注意事项

如果呛奶情况紧急，以上处理无效，应一边处理，一边立即送医院就诊，以免贻误救治时机。

三、窒息

新生儿出生后，由于气体交换发生障碍，导致新生儿血氧供应不足，造成大脑的损伤，甚至永久的不可逆转的损伤称为窒息。窒息的发生危及新生儿的生命，因此要严加防范。

（一）窒息的原因

（1）产妇采用卧位哺乳。卧位哺乳产妇会比较舒适，但这种喂奶姿势增加了发生窒息的可能性。因卧位哺乳时，产妇与新生儿距离很近，如果疲惫的母亲不小心睡着了，乳房会堵住新生儿的口鼻，新生儿无力躲避导致窒息。

（2）新生儿趴着睡觉。新生儿双手支撑力很弱，趴睡时一旦堵住口鼻无力挣脱会造成窒息。

（3）新生儿口鼻周围有软性物品：如果口鼻周围有软性物品贴住口鼻会导致窒息。

（4）喂奶时呛奶，奶水堵塞呼吸道导致窒息。

（二）窒息的预防

（1）母乳喂养时鼓励产妇坐位哺乳，以减少新生儿窒息的可能性。

（2）尽量避免新生儿趴睡，如果新生儿喜欢趴睡，或认为趴睡比较好，新生儿周围一定要有人密切观察。

（3）新生儿口鼻周围避免软性物品，如棉被、毛巾等，以防棉被或毛巾盖住了新生儿鼻子发生窒息。

（4）采用正确的哺乳方法，防止呛奶。

（三）窒息发生的紧急处理

（1）去除导致新生儿窒息的原因，用正确的方式哺乳，让新生儿取正确的睡姿，保持新生儿呼吸道的通畅。

（2）如果是呛奶导致的窒息，产妇或月子护理人员应立即将新生儿面朝下俯卧于产妇或月子护理人员腿上，一手抱新生儿，另一手空心掌叩击新生儿背部，促使新生儿将呛入的乳汁咳出。

（3）如果婴儿呼吸道仍然被阻塞，建议产妇尽快送新生儿到医院就诊。

（四）注意事项

窒息可引起缺氧缺血性脑病，发生神经系统严重的后遗症，如智力低下、听力下降、瘫痪等。因此应注意观察有无其他并发症的发生。

第五节　新生儿潜能开发

现代科学技术证实，人的体质、生理和智能与遗传因素有密切的关系，但并非遗传决定一切，环境因素不仅影响着人体的生长发育，还能影响人的心智发展。近20年来，欧美一些国家纷纷成立胎儿研究机构和胎教中心，致力于对胎儿智力、体力全面开发，取得了令人瞩目的成绩。认为胎教能使婴儿出生后学习起来更容易，有助于让婴儿智力超常，使他们发育得更完整，在各方面得以顺利、健康地发展。新生儿出生后进行适宜的早期教育，既是胎教的继续，也是在胎教基础上的提高。

研究表明，新生儿处于神经细胞突触产生和消失的关键时期，也是孩子大脑开发的重要时期，经历和体验在这一时期至关重要。而且新生儿感知觉多已经形成，如出生后就有对光反射；出生后几小时就能表现出对声音的定位能力；触觉敏感，通过轻抚和按摩可以与新生儿沟通情感；出生时味觉已经发育完善，就有嗅觉，出生1周能辨别自己母亲与他人乳味的不同等。因此，尽早与新生儿接触交流，增加亲子互动，给孩子创造一个温馨的环境，给予丰富而良好的环境刺激，能使新生儿产生良好的情绪与情感体验，有助于积极有效地开发新生儿的内在潜能。

知识链接

亲子互动

亲子互动对孩子的智能发展起着重要作用。亲子互动过程中孩子需要学会对别人的行为做出正确的回应，比如，能对妈妈的微笑、拥抱、照顾等做出声音、微笑或者其他的身体反应；能够预测成人的行为，对成人发出信号，预测自身行为对成人产生的影响。当孩子发出的信号能被爸妈正确回应时，孩子对成人和世界的信赖感和安全感由此产生，智能将得到较好的发展。

一、母亲哺乳

新生儿的潜能发展需要不断接受外界的刺激，如皮肤触觉，听觉、嗅觉等。母亲哺乳时与新生儿亲密接触，能给予新生儿多感官刺激。如新生儿在吸吮母乳时，嘴唇及脸颊会接触到母亲的乳头和乳房，随后孩子全身也会感受到母亲身体温暖、柔软的触感，同时还可听到胎儿期曾在母亲腹中听到的同样节奏的心跳声和母亲温柔的声音，嗅着母亲的体香和乳汁的香味，不仅能促进大脑神经的发育，温馨的母爱还会使新生儿产生安全感，可以安定孩子的情绪。

二、抚摸和拥抱

新生儿期，除了应照顾好孩子的生活，让其睡好、吃饱，保持尿布干燥，使孩子感到舒适外，还应鼓励年轻的父母经常抱一抱孩子，多抚摸孩子。有研究显示，缺少拥抱的孩子爱哭、容易生病，而经常被拥抱、抚摸的孩子比缺乏拥抱的孩子健康得多。抚摸、拥抱能让孩子有安全感，能促进亲子依恋关系的建立，还能刺激新生儿大脑的发育，使新生儿产生愉快的情绪，从而提高新生儿的免疫力，促进新生儿健康发育。

三、对新生儿说话或唱歌

新生儿虽然不会说话，对成人的语言也可能听不懂，但能感受到父母亲亲切、温柔的声音，这种声音刺激会增进父母与新生儿之间的感情。经常用亲切的语言与孩子说话，用和蔼可亲的目光注视孩子，用充满慈爱的目光与孩子交流，可以增加孩子对周围的兴趣和对刺激的接受能力。比如在孩子吃奶后把他抱起来，用温柔舒缓的语调同孩子说话。如"宝贝，你真乖，吃好了吗"，也可以给宝宝唱些小摇篮曲等。

四、与新生儿做游戏

（1）触摸新生儿脸颊：年轻的父母可以在新生儿吃奶或清醒时，用手指轻轻触动新生儿的左、右两侧脸颊，使其头左右转，训练宝宝的反应能力。

（2）竖抱新生儿观景：锻炼颈部逐渐支撑头部重量。看会动和会发声的玩具，看户外风景，引起宝宝对景物的兴趣，记认图形。

（3）逗新生儿笑：快乐情绪能促进婴幼儿的大脑发育，可以通过挠新生儿身体，或用快乐的声音、表情和动作，去感染宝宝。

五、视、听、触觉和运动训练

（一）视觉训练

新生儿已具有视觉感知功能，出生后瞳孔就有对光反应，遇到强光刺激时就会闭眼。但视觉不敏锐，相对来说对鲜艳的颜色、运动中物体、黑白对比鲜明的物体较为敏感，可见距离约 20 cm 范围的物体；清醒、安静状态下可短暂的注视近处的物体，头跟随缓慢移动的物体移动。

所以训练时可用一个红球放在新生儿眼前，引起新生儿的注意，并慢慢移动，使婴儿的两眼随着红球移动的方向转动。每次训练时间不宜过长，可从 20 秒开始逐渐增加到 1～2 分钟。

（二）听觉训练

新生儿出生后几小时就能表现出对声音的定位能力，能将头转向声源，对类似人说话的高频声音比较敏感，比如母亲的声音。对强声可出现瞬目、震颤等反应。

训练时可用摇鼓或摇铃在新生儿耳边轻轻摇动，并移动位置，引导新生儿随铃声寻找声源，两只耳朵轮流进行，每次 1～2 分钟。摇动的声音不宜过响，一侧时间不超过 30 秒。

也可与视觉同时训练。如将色彩鲜艳带响声的玩具，放在距孩子眼睛 20 cm 处，边摇边缓慢地移动，使孩子的视线能随着玩具和响声移动。或成人面对新生儿，距孩子眼睛 20 cm 处，从中间开始，边呼唤新生儿，边向一侧转动头部，吸引新生儿追视，同法吸引新生儿追视到另一侧，时间也不宜过久，同时观察新生儿，如果出现打哈欠等疲劳症状应停止训练。

播放优美、轻柔的音乐也是新生儿很好的听觉训练方法。多主张每日播放 5～10 分钟，音量应由小逐渐增大，直到稍大于正常说话音量。

（三）触觉训练

新生儿触觉最敏感，抚摸新生儿能引起新生儿反应，可以通过轻抚和按摩来与新生儿沟通情感。如当母亲的乳头触及婴儿的嘴唇时，婴儿会做出寻找乳头和其后吮吸的动作；当用手指轻触新生儿一侧脸颊时，新生儿的头会转向该侧。丰富的感觉刺激不仅可以开发孩子的智力，还能够增强孩子的情商（EQ），让新生儿感知更多大自然的奥秘与自身的关系，有助于新生儿与人更加愉快地相处。

因此，可以给予新生儿更丰富的触觉刺激，除母乳喂养、抚摸、拥抱外，还可以给新生儿买些玩具，让新生儿触摸各种不同材质、不同形状、不同温度的物体（新生儿接触的物体要保持清洁）。

知识链接

新生儿抚触

新生儿抚触是目前流行的一种科学育婴方法。它通过触摸新生儿的皮肤和肌体，可以刺激新生儿感觉器官的发育，增进新生儿的生理成长和神经系统反应，增加新生儿对外在环境的认知，提高新生儿免疫力等。如果是父母给新生儿抚触，还可以加深亲子之间的感情。新生儿抚触的方法如下图所示。

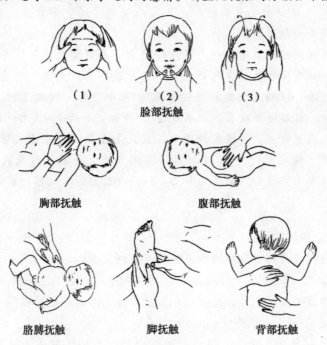

（1）　　　　（2）　　　　（3）

脸部抚触

胸部抚触　　　　　　　腹部抚触

胳膊抚触　　　　脚抚触　　　　背部抚触

新生儿抚触

1. 准备　操作人员剪指甲、取下手表等物，肥皂水洗手。室温调整到28～30 ℃，播放一些柔和的音乐。

2. 给新生儿脱衣　将新生儿衣服脱掉，全身裸露，可洗干净，倒一些润肤油在掌心，轻轻摩擦温暖双手。

3. 头、面部　双手拇指放在新生儿前额中央，其余四指放在新生儿头两侧，拇指从新生儿前额中央沿眉骨向太阳穴方向按摩；继而用两手拇指从下颌中央微笑状向外上方按摩；再用两手指腹从前额发际向上、向后滑至后脑发际，升停于两耳垂后乳突处，轻轻按摩。

4. 胸部　两手似 X 形分别从胸部的外下侧向对侧的外上侧移动。先右手后左手。

5. 腹部　右手似 I 形从新生儿腹部的右下侧滑向右上腹；然后从新生儿腹部的右上侧水平滑向左上腹，再滑向左下腹（似倒 L 形）；再从新生儿腹部的右下侧滑向右上腹，再水平滑向左上腹，再滑向左下腹（似倒 U 形）。

6. 四肢　双手抓住上肢近端（肩），边挤边滑向远端（手腕），并搓揉大肌肉群及关节；下肢从大腿根向足的方向按摩，方法同上肢。

7. 手、足　双手手指指腹从新生儿的手掌面依次推向指端，并提捏各手指指尖，活动关节；足与手相同。

8. 背部　让新生儿呈俯卧位，头偏向一侧，双手手掌分别放于脊柱两侧，由中央向两侧滑动。

新生儿抚触注意事项：房间温度要适宜，最好播放柔和的音乐作背景；一边按摩一边用柔和的语言与新生儿说话，进行感情交流；手法从轻开始，慢慢增加力度，以新生儿舒服合作为宜；每个动作一般重复四遍，按摩时间约 5 分钟，以后逐渐延长，但不超过 15 分钟，每天 1～2 次；按摩时间应避开新生儿感觉疲劳、饥渴或烦躁时，最好是在婴儿洗澡后或穿衣过程中，或午睡、晚上就寝前进行；抚触前须温暖双手，将婴儿润肤液倒在掌心，不要将乳液或油直接倒在新生儿身上；抚触时应避开未脱落的脐痂部位；提前预备好毛巾。

（四）运动训练

目前百度搜寻有很多运动训练方法，可上网搜索。

1. **抓握训练**　即将有柄的玩具塞在新生儿手中，让新生儿练习抓握，或母亲用手指触碰新生儿的手掌，让新生儿紧紧握住，停留片刻后放开。也可将孩子的双手拿到被子外面，让孩子自由挥动拳头。

2. **新生儿被动操**　新生儿被动操是促进新生儿动作发展的好方法，可以使新生儿动作变得更加灵敏，肌肉更发达，同时可促进新生儿神经心理的发展。

做操前，可将新生儿放到铺有垫褥的木板床上，尽可能少穿衣服，做操同时可播放一些轻音乐，操作者用温和的声音与新生儿说话。做操时间可选择在每次喂奶后 1 小时。坚持每日 1 次。要求操作者动作轻柔，做操运动量要逐步增加，一般每个动作重复四遍，全程不超过 15 分钟。同时应注意观察新生儿有无不良反应，如情绪不好、面色苍白等，有不良反应或新生儿生病，应停止做操。做操完毕应让新生儿躺在床上休息一会儿，如果身上有汗，应用柔软的毛巾把汗擦掉。新生儿被动操有：

（1）伸展运动：

1）目的：活动肩部肌肉及关节。

2）预备姿势：让新生儿仰卧，双臂放于身体两侧，操作者将双手拇指放在新生儿掌心，其他四指轻握新生儿双腕。

3）动作：①将新生儿双臂左右分开侧平举，掌心向上；②新生儿双臂前伸，掌心相对；③新生儿双臂上举，掌心向上；④还原预备姿势。

（2）扩胸运动（图 5-1）：

1）目的：活动肩、肘关节及上肢、胸部肌肉。

2）预备姿势同伸展运动。

3）动作：①将新生儿双臂左右分开；②让新生儿双臂胸前交叉；③将新生儿双臂左右分开，平伸在身体两侧；④还原预备姿势。

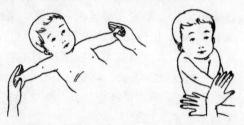

图 5-1 新生儿被动操（扩胸运动）

（3）屈腿运动：

1）目的：活动膝、髋关节及下肢肌肉。

2）预备姿势为新生儿仰卧，两腿伸直，操作者两手轻握新生儿脚腕。

3）动作：①将新生儿双腿膝关节上抬，并屈曲成90°；②双腿缓慢伸直并拢还原。

（4）举腿运动（图 5-2）：

1）目的：活动髋关节及韧带。

2）预备：同屈腿运动。

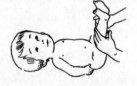

图 5-2 新生儿被动操
（举腿运动）

3）动作：①将新生儿左腿上举与躯干成直角；②还原；③将新生儿右腿上举与躯干成直角；④还原。

（5）抬头运动：

1）目的：训练颈部肌肉，促进抬头。

2）预备：让新生儿俯卧在床上，操作者在新生儿身后两手手掌托住新生儿腋下。

3）动作：①成人手指慢慢托新生儿，使其抬头（可根据新生儿自身力量调整上托力量）；②还原。

（6）翻身运动：

1）目的：促进小儿翻身动作的发展。

2）预备：让新生儿仰卧，双臂放于体侧，操作者手握新生儿两上臂。

3）动作：①操作者拉新生儿左上臂轻轻向右翻；②还原；③操作者拉新生儿左上臂轻轻向右翻；④还原。

3. 新生儿游泳 是指新生儿在水中的自主运动，它延续了胎儿在母体羊水中的活动。与抚触相比，游泳时新生儿的肢体运动是主动的。目前认为新生儿游泳能有效促进新生儿大脑和神经系统的发育，激发新生儿潜能；能够促使胎便早排出，生理性黄疸早消退；因游泳运动量大，新生儿体力消耗大，可以增进食欲，促进营养的吸收，新生儿体重增加优于同龄儿；使新生儿的胸廓发育和肺活量的提高明显优于同龄儿；使全身肌肉的耗氧量增加，能促进血液的循环，增强新生儿的心脏功能；能够使新生儿在宫内蜷曲已久的肌肉、关节、韧带健康发育，促进其身高增长、体格健壮；新生儿游泳时，水波、水压持续对新生儿的皮肤感受器进行刺激，能提高新生儿感觉细胞的敏感性，提高新生儿身体的柔韧性；水压、浮力、水流的冲击和水波能温柔地抚触新生儿的身体，使新生儿产生愉悦情绪，可以促进新生儿的视觉、听觉、触觉、位觉、平衡觉综合信息的传递，引起全身包括神经内分泌系统的一系列良性反应，促进婴幼儿的身心健康发育。

新生儿游泳的方法如下。

（1）室温调整到 28～30 ℃，水温调整到 38～40 ℃，水的深度以新生儿放入后呈悬浮状态，脚部不触及缸底为宜。同时播放一些柔和的音乐。

（2）检查游泳圈是否漏气。

（3）脱去新生儿衣服，做好新生儿游泳前按摩热身准备。如果新生儿脐带未脱落，游泳前要将新生儿的肚脐贴上防水肚脐贴，以免被感染。

（4）为新生儿套上游泳圈，检查新生儿下颏是否放在下颏槽内，下颌位置是否正确。

（5）将新生儿放于水中，建议一边在水中抚触新生儿，一边用柔和的声音与新生儿交流，同时观察新生儿面色和皮肤颜色的变化。

（6）游泳结束后取下游泳圈和防水肚脐贴，用大毛巾擦干新生儿身上水迹，消毒脐部，帮助新生儿穿好衣物。

注意事项：新生儿游泳用水要经过专门消毒以减少新生儿不适应；游泳室温应保持在 28～30 ℃；7 日内新生儿每日游泳 1 次，7～30 日新生儿隔日 1 次。游泳勿在新生儿生病、饥饿、哭闹或进食后 1 小时内进行；每次游 10 分钟即可；游泳时建议使用专用游泳项圈，并有专业护士陪伴，遇到问题及时处理。

参考文献

[1] 谢幸，苟文丽. 妇产科学 [M]. 8 版. 北京：人民卫生出版社，2013.

[2] 毛卫平. 儿科学 [M]. 8 版. 北京：人民卫生出版社，2013.

[3] 郑修霞. 妇产科护理学 [M]. 5 版. 北京：人民卫生出版社，2012.

[4] 王玉蓉，肖延龄. 妇产科护理学 [M]. 河南：河南科学技术出版社，2012.

[5] 魏碧蓉. 助产学 [M]. 北京：人民卫生出版社，2014.

[6] 刘慧，刘凌霜. 助产心理护理 [M]. 北京：人民卫生出版社，2014.

[7] 张秀平. 母婴护理 [M]. 2 版. 北京：人民卫生出版社，2016.

[8] 王惠珊，曹彬. 母乳喂养培训教程 [M]. 2 版. 北京：北京大学医学出版社，2014.

[9] 万梦萍，滕红琴，黄河，等. 月嫂 [M]. 北京：化学工业出版社，2010.

[10] 艾贝母婴研究中心. 金牌月嫂教你坐月子 [M]. 北京：中国人口出版社，2014.

[11] 梁毓. 月子 4 周营养调理全计划 [M]. 北京：中国人口出版社，2012.

[12] 艾贝母婴研究中心. 俏妈咪产后康复一本通 [M]. 北京：九州出版社，2010.

[13] 宝宝地带. 孕妇生活中应保持的正确姿势「DB/OL」，2010 - 07 - 27. http：//yuer. ibabyzone. cn/huaiyun/yangyu/1504. html.

[14] 谢萍. 产后 2 小时内冰敷会阴在改善相关并发症的疗效观察 [J]. 现代诊断与治疗，2014 (16)：3769 - 3770.

[15] 中国营养学会. 中国居民膳食营养素参考摄入量（2013 版）[M]. 北京：科学出版社，2014.

[16] 太平洋亲子网. 产后瑜伽操让你更快恢复 [EB/OL]. 2008 - 05 - 19. http：//huaiyun. pcbaby. com. cn/yuezi/huifu/0805/272652. html.